참장

참장

매일 10분 가만히 서서 하는 명상 운동

1판 1쇄 펴냄 2022년 1월 11일
1판 2쇄 펴냄 2023년 1월 25일

지은이 김형찬

펴낸이 김경태 | **편집** 홍경화 성준근 남슬기 한홍비
디자인 박정영 김재현 | **마케팅** 전민영 유진선 | **경영관리** 곽근호
펴낸곳 (주)출판사 클
출판등록 2012년 1월 5일 제311-2012-02호
주소 03385 서울시 은평구 연서로26길 25-6
전화 070-4176-4680 | 팩스 02-354-4680 | 이메일 bookkl@bookkl.com
ISBN 979-11-90555-90-6 13510

이 책은 저작권법에 의해 보호를 받는 저작물이므로 무단 전재 및 무단 복제를 금합니다.
잘못된 책은 바꾸어드립니다.

참 장

매일 10분
가만히 서서 하는
명상 운동   김형찬 지음

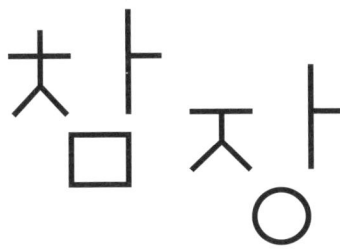

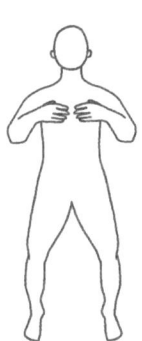

차례

프롤로그 • 7

1부   참장이란?

참장과의 만남 • 23
참장이란 무엇인가 • 27
참장이 필요한 이유: 직립과 노화 • 30
참장과 우리 몸속 • 35
참장을 하면 생기는 몸의 변화 • 39
참장의 깊은 변화 • 47
참장이 필요한 사람들은 누구인가 • 51
얼마나 해야 효과를 볼 수 있는가 • 57

2부 참장의 실제

참장하기 • 63

참장의 핵심 • 70

참장의 비결: 12요결 • 75

참장의 첫번째 열쇠: 심신방송 • 81

참장의 두번째 열쇠: 미려중정 • 85

참장의 세번째 열쇠: 송요좌과와 원당곡슬 • 90

참장의 네번째 열쇠: 허령정경과 함흉발배 • 96

참장의 다섯번째 열쇠: 침견수주와 기침단전 • 100

참장의 여섯번째 열쇠: 허실분청 • 106

참장의 마지막 열쇠: 상련부단, 상하상수, 내외상합 • 111

질의응답 • 115

   호흡에 관한 고찰 • 132

일상 속 12요결 • 137

에필로그 • 145

감사의 말씀 • 149

추천사 • 151

프롤로그

"운동하세요?"

상담하면서 남녀노소 불문하고 자주 하는 질문이다. 이에 대한 대답은 크게 셋으로 나뉜다. 하거나, 안 하거나, 못 하거나.

몸을 움직이는 것 자체를 싫어하는 사람도 꽤 많고, 운동을 하고는 싶은데 시간이 없어서 혹은 피곤해서 못 하기도 한다. 운동을 하는 사람 중에는 강도나 방식이 자신과 맞지 않아서 도리어 해가 되는 경우도 있다. 대답은 다르지만, 환자들의 이야기 속에는 운동은 꼭 해야 하는 것이라는 생각이 있다. 반면에 왜, 어떻게, 운동해야 하는지에 대해 진지하게 고민하는 사람은 적은 것 같다.

이유와 방법을 알아보기 전에, 먼저 운동이란 무엇일까에 대해 생각해보자. 사전에는 운동에 대해 다음과 같이 정의한다.

운동(運動)

몸을 풀거나 튼튼하게 하려고 움직이는 모든 일.

정해진 규칙에 따라 몸이나 기구를 써서 기록을 내거나 승패를 가리는 것.

어떤 일을 이루려고 무리를 지어서 활동하는 것.

물체가 시간의 흐름에 따라 위치를 옮기는 것.

『보리국어사전』, 토박이사전편찬실 엮음, 보리, 1044쪽.

첫번째가 우리가 '운동'이란 말에서 가장 먼저 떠올리는 의미일 것이다. 각각의 뜻을 영어 단어로 표현하면 좀 더 선명한데, 첫번째는 '엑서사이즈exercise', 두번째는 '스포츠sports', 세번째는 '캠페인campaign', 네번째는 '무브먼트movement'라고 봐도 좋을 것 같다. 가리키는 바는 다르지만, 이 모든 해석에는 '움직임'이란 공통점이 있다.

그러면 '움직임'을 한 사람에게 한정할 때, 그 사람이 의식적으로 움직일 수 있는 것은 무엇일까? 먼저 팔과 다리 같은, 눈에 보이는 '몸'이 있다. 몸은 걷고 달리고 헤엄치고 뛰어오른다. 올림픽 구호가 '더 빨리, 더 높이, 더 힘차게'인 것은, 스포츠의 본질이 인간이 순수하게 몸을 이용해 구현할 수 있는 움직임을 겨루는 것이기 때문일 것이다.

그런데 눈에 보이는 몸의 움직임에만 집중하다보면 놓치는 것이 있다. 바로 '호흡'과 '생각'이다. 모든 움직임은 몸과 호흡과 생각이 함께 어울려 일어난다. 셋 중 어느 하나가 어긋나면 제대로 움직이기 어렵다. 일반적으로 운동이라 하면 몸의 움직임을 강조한다. 하지만 조금만 더 들어가면 몸을 잘 움직이기 위해서는 호흡과 생각이 뒷받침되어야 한다는 것을 알게 된다.

운동은 몸의 움직임을 기본으로 하지만, 때론 호흡을 더 강조하기도 하고 생각을 더 중요하게 여기기도 한다. 몸과 호흡과 생각은 움직임을 위한 일종의 도구이고, 운동이 목적하는 바에 따라 그 비중이 달라지는 것이다. 이렇게 볼 때 운동은 몸과 호흡과 생각이 유기적으로 맞물려 일어나는 움직임이라고 말할 수 있다.

동양의학에서는 사람을 크게 심心-기氣-체體로 나누고, 이 셋이 서로 맞물려 돌아가면서 생명이 유지된다고 본다. '마음'과 '기' 그리고 '몸'으로의 구분은 앞서 말한 운동의 3요소인 '생각'과 '호흡' 그리고 '몸'과 같다고 볼 수 있다. 숨 쉬고, 몸을 움직이고, 생각하는 기능을 오래도록 온전하게 유지하는 것은 동양의학의 근본적 고민이었다. 어떻게 하면 숨을 잘 쉴 것인가, 몸을 잘 움직일 것인가 그리고 정신의 기능이 쇠퇴하지 않도록 할 것인가에 관한 내용이 동양의학의 연구성과들에 풍부할 수밖에 없는 이유다. 또한 같은 인간을 들여다봤으면서도, 해부학적 인간보다는 살아 움직이는 기능적 인간에 더 큰 관심을 뒀던 이유이기도 하다. 동양의학의 관점에서 운동은 살아 있음의 증거이자, 온전한 생명을 유지하는 방법이었던 셈이다.

이제 시야를 좀 넓혀서 진화에 관한 이야기를 해보자. '운동법을 설명하는 데 뭐 이렇게까지?'라고 생각할지도 모르겠다. 하지만 정확하게 알기 위해서는 근원에 대한 탐구를 멈추지 말아야 한다. 운동의 본질이 무엇인지를 알아야 운동을 잘할 수 있고, 필요 없는 것들에서 자유로울 수 있다.

개인적으로 현재의 인류(사피엔스)가 지금과 같은 문명을 이룰 수 있었던 것은 두 번의 혁명 덕분이었다고 생각한다. 먼저 '산소혁명'이다. 자본이 있어야 투자를 하듯, 세포 또한 에너지가 많아야 더 복잡한 구조와 기능을 가진 생명체로 진화할 수 있다. 세포 간에 통용되는 화폐는 바로 생물 시간에 배운 ATP(아데노신3인산)다. 산소가 없는 환경에서 일어나는 해당 과정은 포도당 1분자로 2개의 ATP를 만든다. 하지만 진핵세포 내 소기관인 미토콘드리아에서 산소를 이용하면 같은 양의 포도당으로 38개(이론적 최대치)까지 만들 수 있다. '이게 얼마나 큰 차이겠어'라고 생각할지도 모르겠다. 성인의 몸에는 약 1경 개 정도의 미토콘드리아가 있다고 한다. 1경 개의 공장이 쉼 없이 에너지를 생산하는 광경을 상상해보라. 그 차이는 계산하기 어려운 수준일 것이다.

진핵세포가 산소를 이용해서 에너지를 생산하게 된 것, 즉 산소호흡을 하기 시작한 것은 진화의 역사에서 혁명적인 사건이었다. 하지만 처음부터 진핵세포 안에 미토콘드리아가 있었던 것은 아니었다. 아직도 자체적인 유전자를 가지고 있는 것에서 알 수 있듯, 본래 미토콘드리아는 독립생활을 하는 일종의 세균이었다. 약 20억 년 전에 우연히 진핵세포와 미토콘드리아의 동거가 시작되었고, 덕분에 진핵세포는 산소를 이용해서 더 많은 양의 에너지를 생산하게 되었다. 이렇게 획득한 에너지 생산능력은 더 복잡한 생명체로 진화하는 데 원동력이 되었다. 아주 오래전에 우연히 일어난 이 사건이 아니었다면, 지금의 우리는 존재하지 않았을 확률이 높다. 지구의 풍경 또한 지금과는 많이 달라졌을 것이다.

직립혁명은 산소혁명으로부터 오랜 시간이 흐른 후에 일어났다. 수백만 년 전 아프리카 대륙의 어느 숲속에서 두 발로 서는 방식을 선택한 인류의 조상 호미닌hominin이 생겨난 것이다. 직립이란 모험적 선택이야말로 지금의 인류문명을 가능케 한 직접적 요인이 되었다.

산소혁명이 생명체 내부에서 에너지를 생산하는 능력을 향상시켰다면, 직립혁명은 인간이 외부의 에너지를 획득할 수 있는 능력을 획기적으로 발전시켰다. 두 손이 자유로워졌고, 도구를 쓸 수 있게 되었으며, 오래 걷는 것이 가능해졌다. 이런 점들은 식량을 획득하는 데 장점으로 작용했고, 이를 바탕으로 두뇌 용량은 증가하기 시작했다. 또한 두 다리로 서서 보는 세상은 네 발로 걷던 때와는 달라졌다. 시야가 확장된 것이다. 우리가 현재 누리고 있는 문명은 바로 이 직립혁명으로부터 시작되었다고 해도 과언이 아니다.

우리는 산소혁명을 통해 복잡한 개체로의 진화를 위한 내부 에너지를 얻었고, 직립혁명을 통해 종을 진화시키고 문명에 필요한 외부 에너지를 획득하는 능력을 얻었다. 그런데 이 두 가지 혁명의 배경에는 하나의 공통점이 있다. 바로 절체절명의 위기에서 일어났다는 점이다.

산소는 우리에게는 없어서는 안 되는 것이지만, 산소혁명 당시의 세포들에는 생존을 위협하는 독이었다. 건강 관련 프로그램이나 의약품 광고에서 자주 언급되는 활성산소를 떠올리면 이해하기 쉬울 것이다. 대기 중의 산소 농도가 높아지는 상황에서 산소를 이용해서 에너지를 생산하는 미토콘드리아와의 공존은 생존을 위한 선택이었을 것이다. 미토콘드리아는 생존에 필요한 자원을 얻을 수 있었고, 진핵세포는 산소로부터 보호받을 수 있었으니 말이다.

직립 또한 마찬가지다. 인류의 조상이 두 발로 서야겠다는 결심을 한 데는 기후변화에 따른 식량 위기가 영향을 줬을 거라고 한다. 점점 먹을거리를 구하기 어려워지는 환경 속에서 직립이란 모험을 선택했고, 그것이 성공적 결과를 가져왔다.

하지만 혁명은 미완의 상태다. 진화의 시간으로 보면 너무나 짧은 기간에 맞이한 장수시대, 그리고 너무 많은 에너지를 끌어 쓰고 있는 현대문명이란 위기를 해결해야 하기 때문이다.

건강하게 인간으로서의 품위를 지키면서 장수시대를 즐기면 좋겠지만, 건강수명과 기대여명 사이의 차이는 상당하다. 우리나라의 경우는 10년이 조금 넘는다. 운 좋게 사고나 중병에 걸리지 않고 노년에 접어들더라도 10여 년은 다양한 질환으로 고생한다는 이야기다. 지금보다 더 인간의 수명이 늘어나는 것은 바람직하지 않을 수 있지만, 노화에 따른 고통을 줄이는 것은 의학이 도전할 만한 과제일 것이다. 노화와 만성질병의 중심에는 만성염증이 있고, 만성염증은 산소와 밀접한 관계가 있다. 다시 말해, 산소를 잘 다루면 좋은 건강의 확률을 높일 수 있는 것이다.

모든 생물은 에너지를 소비하지만, 현대의 생활방식이 소비하는 에너지의 양은 엄청나다. 인간은 새로운 에너지를 생산하지 못한다. 과거의 시간이 만들어놓은 것을 다양한 형태로 변환시켜 이용하고 있을 뿐이다. 다른 생물종의 영역과 그들이 써야 할 에너지를 빼앗는 것은 물론이고, 미래의 인류가 쓸 에너지까지 끌어다 쓰고 있다. 우리가 동경하는 선진국의 문명화된 삶이란 결국 더 많은 에너지를 소비하는 삶일지도 모른다.

이 두 문제를 어떻게 해결해야 할까? 어쩌면 새로운 과학기술이 해결해줄지도 모른다. 하지만 그런 세상을 한번 상상해보자. 마음대로 살아도 웬만하면 아프거나 죽지 않고, 지금보다 더 많은 에너지를 소비할 수 있는 세상이 온다면 과연 행복할까? 그리고 그런 혜택을 모든 사람이 평등하게 받을 수 있을까? 그런 시대는 오지 않았지만, 어쩌면 그 세상은 지금보다 더 가혹할지도 모른다. 이제까지 인류가 겪은 비극 대부분은 무언가 부족해서가 아니라 잘 나누지 못해서 온 것임을 생각하면 그럴 확률이 높다.

그럼 어디에서 해결책을 찾아야 할까? 나는 세번째 혁명이 필요하다고 생각한다. 그리고 그 혁명은 의식 혹은 마음에서 일어나야 할 것 같다. 산소를 이용해 진화를 위한 에너지를 획득하고, 직립을 통해 외부의 에너지를 이용하는 힘을 얻었다면, 이제는 생각을 통해 에너지를 조절(절제)하는 능력을 키워야 할 것 같다. 지금의 우리가 맞이한 다양한 문제들은 의식혁명을 통해 해결할 수밖에 없단 생각이 든다.

이쯤 되면 이 책에서 건강을 위한 간단한 운동법을 기대했다가 당황한 사람이 있을지도 모르겠다. 만약 그런 생각이 들었다면, 잠시 마음을 가라앉히고 조금만 더 가보자.

생태운동가들의 구호 중에 '지구적으로 생각하고, 지역적으로 행동하라'라는 말이 있다. 나는 이 구호를 생각의 영역은 넓고 깊게 확장하되, 행동은 나와 직접적으로 관계된 곳에서 시작하라는 말로 이해한다. 더 좁히면 손이 닿는 책상부터 정리하는 일이 세상을 바꾸는 운동의 시작일 수 있다.

진화를 아는 것은 건강이란 주제에 관한 '지구적 생각'이라고 할 수 있다. 우리가 어디에서 왔고 누구인지를 아는 것은 무엇을 해야 하는지를 결정하는 데 중요한 단서가 될 수 있다. 그럼 '지역적 행동'은 무엇일까? 그것은 바로 '일상생활'이다.

모든 사람의 인생은 개성 넘치는 각자의 이야기로 채워진다. 하지만 생물로서의 인간의 삶은 먹고, 마시고, 배설하고, 숨 쉬고, 움직이고, 생각하고, 잠자는 것으로 단순화할 수 있다. 우리는 매일 이와 관련된 선택을 한다. 타고난 유전자와 처한 환경 그리고 이 선택의 결과들이 모여 생물로서 한 사람의 건강과 질병의 역사를 완성한다. 타고난 유전자를 바꾸는 것은 현재로서는 거의 불가능하고, 처한 환경을 개선하는 것은 다음으로 어렵다. 하지만 일상을 좋은 선택들로 채우는 일은 상대적으로 성공 가능성이 높다.

나는 이제까지 어떤 선택을 하는 것이 건강한 삶을 위해 도움이 될까에 대해 고민해왔다. 한의학의 관점에서 현대인의 삶을 바라봤고, 이것을 '생활한의학'이라고 이름 붙였다. 항상 정답처럼 살 수는 없겠지만, 선택의 이유와 일상에서의 실천 방법을 안다면 사람들의 건강에 도움이 되리라 생각했기 때문이다.

'진화'가 건강과 질병에 관한 '지구적 생각'이었다면, '생활한의학'은 내가 내놓은 '지역적 행동'인 셈이다. 그중에서 '참장'은 '생활한의학' 중에서도 내 앞의 책상을 정리하는 것과 같은 일이다. 두 발로 설 수 있는 공간과 내 몸 외에 어떤 준비물도 필요 없고, 10분이란 짧은 시간과 무척 단순한 방식의 이 운동이, 나와 세상을 바꾸는 변화의 시발점이 될 수 있을 거란 생각이 들었다.

그러면 왜 많은 운동들 중에 '참장'이 현대인에게 필요한 걸까? 운동은 몸과 호흡과 생각이 유기적으로 맞물려 일어나는 움직임이고, 동양의학에서는 살아 있음의 증거이자, 온전한 생명을 유지하는 방법이라는 내용을 다시 떠올려보자. 그리고 우리가 일상에서 실천할 수 있는 운동이란 관점에서 앞서 이야기한 '산소혁명'과 '직립혁명' 그리고 '의식혁명'을 다시 바라보자.

'산소혁명'은 '호흡운동'이라고 할 수 있다. 우리는 태어나서 죽는 순간까지 숨을 쉬고, 이 호흡으로 얻은 산소를 이용해 세포들은 생명 유지에 필요한 에너지를 만든다. 하지만 현대인들이 여러 이유로 충분한 호흡을 못 하고 있다. 필요한 만큼의 산소를 공급받지 못한 세포들은 어떻게든 그 상황에 적응하며 살지만, 이로 인한 문제들은 시간을 두고 축적되어 만성염증, 퇴행성질환이란 형태로 나타난다. 숨을 잘 쉬는 것은 가장 쉽고 직접적인 건강법이다.

'직립혁명'은 바로 '근력운동'이라고 할 수 있다. 근력운동이라고 하면 복부의 식스팩이나 보디빌더의 성난 근육을 상상할지도 모르겠다. 하지만 여기서 바라는 근력은 직립이란 구조를 안정적으로 유지할 수 있는 자세유지근을 말한다. 요즘 유행하는 '코어근육'도 여기에 속한다고 할 수 있다. 우리 몸은 두 발로 바로 서고 걷는 구조에 맞게 적응해왔고, 이 구조를 잘 유지하는 것은 겉으로 보이는 몸은 물론이고, 몸속 장기와 뇌의 기능에도 중요하다. 사람은 잘 서고 걷고 움직일 수 있을 때 건강하다.

'의식혁명'은 바로 '생각운동'이다. 많은 사람이 생각 또한 근육처럼 길들이고 키우는 것이라는 것을 놓치고 산다. 현대인의 생각은 자극적이고 과도한 정보들로 지쳐 있다. 정신적 과로 상태에 빠져 있다 보니, 운동해야 하는 생각도 지속하지 못한다. 스스로 깊이 생각하고 판단하는 힘이 점점 약해지고, 누군가의 생각에 기대거나, 단편적이고 짧은 지식들로 뇌를 채우는 경우가 많아진다. 나란 개인뿐만 아니라 우리 그리고 인류와 지구라는 영역까지 사고를 확장하기에는 힘에 부치는 것이다. 이런 사람들은 일단 불필요한 정보로부터 잠시 떨어져 있는 시간이 필요하다. 적극적으로 생각하기 위해 잠시 멈추는 시간이 필요하다. 현대인의 생각운동은 멈춤에서 시작해야 한다.

"그칠 데를 안 뒤에 정定함이 있으니, 정한 뒤에 고요할 수 있고, 고요한 뒤에 편안할 수 있고, 편안한 뒤에 생각할 수 있고, 생각한 뒤에 얻을 수 있다"라는 『대학大學』의 구절처럼, 제대로 생각하기 위한 힘을 키우기 위해서는 먼저 멈추고 고요해져야 한다.

참장의 핵심은 직립을 위한 몸의 힘을 키우는 것이다. 태어나서 서고 걷고 달리면서 발달하다가, 중년 이후로 약해지기 시작하는, 두 발로 바로 서는 힘을 키우는 것이 참장의 기본목표다.

이를 바탕으로 아랫배까지 호흡의 압력이 전달되도록 천천히 깊고 충만하게 호흡을 한다. 참장에서 호흡은 산소와 이산화탄소의 교환뿐만 아니라, 호흡을 통해 형성된 물리적 압력으로 내부 장기를 부드럽게 자극하고 전신의 순환을 활성화한다. 또한 이런 방식의 호흡은 각종 스트레스로 인해 과도한 긴장 상태에 빠진 신경계의 균형 회복에 도움이 된다.

몸의 자세가 안정되고 호흡이 깊어지면 자연스럽게 심리적인 안정이 찾아온다. 뇌의 신호는 신경계를 통해 근육에 작용한다. 참장은 근육과 신경계의 균형을 통해 뇌에 긍정적인 신호를 전달한다. 참장의 숙련도가 높아질수록 머리가 맑아지고, 내부의 힘이 커지는 것은 뇌-신경-근육 사이의 피드백 시스템 덕분이다. 참장을 서서 하는 명상이라고 부르는 것은 이런 효과 때문이다.

참장의 특징 중 하나는 움직이지 않고 제자리에 서서 하는 운동이라는 점이다. 하루 10분. 바쁜 몸을 잠시 멈추고, 호흡을 가다듬고, 정보의 과부하로부터 잠시 떨어져 생각을 정리한다. 이 잠깐 멈춤의 시간이, 판단할 여유를 주지 않고 몰아붙이듯 변화하는 세상에서 중심을 잡는 데 도움이 될 것이다.

사람들에게 참장을 권하는 이유는 단지 나이가 들면서 약해지는 직립의 힘을 키우고 내부 순환을 활성화해 건강하게 잘 살기 위함에 머무르지 않는다. 우리가 살고 있는 세상, 그리고 앞으로 살아갈 세상은 많은 사람에게 지금보다 더 가혹할 거란 예감 때문이다.

이번 코로나19 사태에서 봤듯이, 당연하다고 여겼던 일상은 아주 작은 일로 너무 쉽게 무너질 수 있다. 이번 사태는 한 지역의 문제가 그곳만의 문제가 아님을 일깨워주었다. 우리가 경험하는 세상이 커진 것만큼 사고의 영역을 확장하는 일은, 단순히 지적 호기심을 충족시키는 것이 아니라, 이제는 생존을 위해서 필요하다.

또한 예측할 수 없는 불안 요소들이 많아질수록 자신의 자리를 지키며 살기란 쉬운 일이 아니다. 가만있다가 나도 모르는 사이에 어디론가 휩쓸리기 십상이다. 그 어느 때보다도 삶의 중심을 잡을 수 있는 단단한 뿌리가 필요한 시기다.

참장은 우리가 중심을 잃지 않도록 몸과 호흡과 생각의 뿌리를 내리는 데 도움이 된다. 현실에서 닥친 문제를 해결하지는 못하겠지만, 참장을 익힌다면, 갈수록 험난해질 세상의 파도를 타고 넘는 것이 조금은 수월해질 것이다.

참장을 익히면서 잊지 말았으면 하는 두 가지를 끝으로 이야기를 마치려고 한다.

"너무 잘하려고 하지 말자."

"내버려두라, 흘러가게 두라 Let it be, let it flow."

참장은 새로운 것을 만드는 것이 아니라, 우리 안에 있는 길을 재확인하고 활성화하는 것이다. 잘하려고 하면 몸에 힘이 들어가고 인상만 굳을 뿐이다. 더 하려고 하지 말고 있는 그대로 흘러가게 두면 충분하다.

이제 참장이란 멋진 운동을 만나보자.

1부

참장이란?

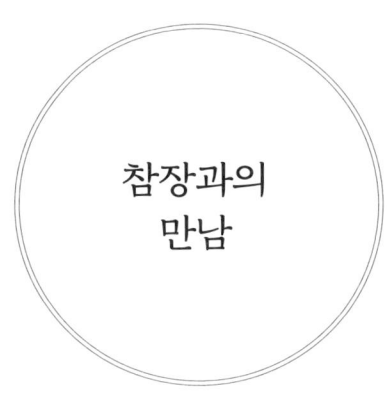

참장과의 만남

"아! 도저히 이대로는 안 되겠구나."

마흔세 살의 어느 날 아침, 몸 깊숙이 찾아온 느낌을 아직도 선명하게 기억한다. 정신은 깨어 있었지만, 몸은 안개 속에 있는 듯 멍했다. 특별히 아픈 곳은 없었지만, 온몸이 다 아픈 것 같기도 하고 삐걱대기도 하는 것 같았다. 조금만 더 당기면 어딘가 툭! 하고 끊어질 듯한 느낌. 1초만 지나면 신호등의 초록색이 노란색으로 바뀔 것 같은 예감은 더 이상 미루거나 무시할 수 있는 것이 아니었다. 몇 년도 전에 수소문해둔 태극권 도장을 찾은 것은 그날 저녁이었다. 그 심정은 의사를 찾아간 환자와 별반 다르지 않았다. '로하스'니 '워라밸'이니 하는 근사한 이유가 아니라 '위기감' 때문이었다.

체육 시간을 하얗게 불태우던 10대 후반을 지나, 20대에는 검도와 기공수련을 시작했다. 이 두 가지 운동을 10년이 넘게 했지만, 둔한 운동신경 탓에 멋짐이나 뛰어남과는 거리가 멀었다. '못하는 것을 두려워하지 말고 가다 멈추는 것을 두려워하라'는 선생님의 말씀을 위안으로 삼은 시간이었다. 하지만 지금 생각해보면, 그 둔함이 도리어 득이 되었다는 생각도 든다. 다른 사람들이 빠르게 완성하고 그냥 지나치는 것을 천천히 더 생각해야 했고, 이것이 운동의 이해에 도움이 되었다.

결혼을 하고 아이가 태어나면서 나를 위해 몸을 움직이는 시간은 조금씩 줄어들었다. 틈틈이 한다고는 했지만, 시간이 흐를수록 몸이 예전 같지 않다는 것은 분명했다. 그래도 별 탈 없이 지낼 수 있었던 것은 아마도 이전에 쌓아둔 것이 있었기 때문이었을 거다. 알면서도 이런저런 이유를 대며 미루고 인정하지 않는 모습은 진료실에서 만난 환자들과 크게 다르지 않았다. 그러다 결국 건강 자산의 잔고가 얼마 남지 않은 것을 인정할 수밖에 없는 날이 오고 만 것이다.

태극권은 인생의 어느 순간에는 배우고 말겠다는 것들 리스트 속의 하나였다. 음과 양의 균형을 추구하는 한의학과 태극권의 이치는 서로 통했다. 조금 과장해서 말하면, 한의사라면 자신과 환자의 건강을 위해 태극권 정도는 기본으로 익혀야 한다는 생각이 있었다. 또한 언제고 태극권은 꼭 한번 익혀보라는, 기공수련 선생님의 당부가 있기도 했다. 좀 더 빨리 시작했다면 좋았겠단 생각도 했지만, 지금이라도 시작해서 다행이란 마음이 더 컸다. '너무 잘하려고 하면 힘만 들어간다'는 선생님의 말씀은 이제까지 살아온 방식을 되돌아보는 계기도 되었다.

무엇보다 좋았던 것은 과거에 했던 기공수련에 대한 이해가 깊어졌다는 것이다. 20년도 전에 수백 번 반복했던 동작의 의미를 어느 날 문득 알게 된다면 어떤 느낌일지 상상해보라. 그중에서도 참장의 재발견은 위기가 가져온 뜻밖의 행운이었다.

참장을 처음 접한 것도 20대 때였다. 이 운동은 나를 위한 것이라는 예감이 있었다. 움직이지 않고 가만히 서 있기만 하면 되니 얼마나 간단한가! 그런데 지금 생각해보니, 그때는 정말 그냥 서 있었다. 나름 잘하고 있다고 착각했지만, 그 원리를 제대로 알지도 못했고, 젊은 혈기로 그냥 버티고 있었던 거다. 튼튼해진 다리 근육을 보면서 뿌듯함은 있었지만, 지금 느끼는 맛에 비하면 정말 미미한 것이었다.

재밌는 것은 자세를 바꿔가며 움직이는 태극권을 배우면서 참장이 더 잘 이해되기 시작했다는 사실이다. 움직임은 진정한 멈춤을 위한 것이고, 멈춤은 진정한 움직임을 위한 것이랄까? 조금씩 더 알아갈수록 참장이란 단순한 운동이 품은 매력에 빠져들었다.

이 좋은 것을 혼자만 알고 있기에는 너무 아까웠다. 그래서 부족한 대로 꼭 필요하다고 생각되는 환자들과도 나누기 시작했다. 하루 10분만 참장을 익힐 것을 권했다. 더 오래 하면 좋겠지만, 10분이라면 누구나 할 수 있을 거라고 생각했기 때문이다. 하지만 씨앗을 뿌린다고 모두 수확하는 것은 아니어서, 모든 환자들이 공감하진 않았다. 그렇지만 일정기간 연습한 환자는 분명한 변화를 보였다.

나에게는 확실한 사실이어도 착각일 수 있기 때문에, 의문이 드는 부분은 함께 운동하는 사람들의 의견을 물어가며 점검했다. 알아가야 할 것들이 남았겠지만, 지금 하려는 이야기들은 이런 과정을 통해 정리된 결과물이다.

　이 책을 읽는 사람들이 참장을 통해 몸과 마음의 힘을 키우고, 단순함 속에 담긴 즐거움을 맛보고, 그것들을 함께 나눌 수 있었으면 좋겠다.

　참장이란 매력적인 세계에 들어온 여러분을 환영한다!

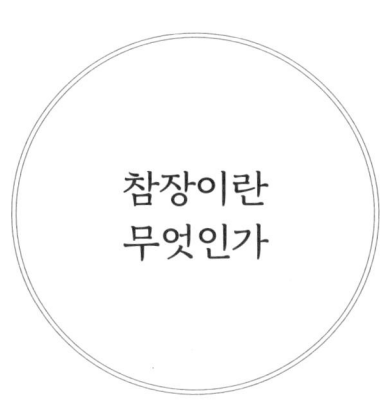

참장이란 무엇인가

20대 초반, 쓸데없이 심각하던 시절의 이야기다. 여름방학 때 9박 10일의 일정으로 한의대생을 대상으로 한 수련회에 참가했었다. 어느 날, 지도하시던 선생님이 학생들에게 물으셨다.

"한의학이 뭐니?"

나를 포함한 여러 명이 이런저런 대답을 했는데, 망연자실한 표정으로 우리를 바라보시던 선생님의 얼굴이 아직도 생각난다. 아마 한숨도 쉬셨던 것 같다.

"한 마디로 하면 기氣이고, 그것을 풀면 음양오행陰陽五行이잖아."

우리는 일제히 "아!" 했다. 시험 답안에는 수도 없이 썼던 단어이건만, 우리의 공부는 딱 거기까지였던 거다. 한의대생이 그것도 기공 수련을 하겠다고 밥을 굶어가며 앉아 있으면서도 답을 못 한 것은 지금 생각해도 얼굴이 화끈거리는 일이었다.

'기'는 막힘 없이 흘러야 한다. 그리고 기가 현실 속에서 표현된 '음양과 오행'은 쉼 없이 변화하면서도 한쪽으로 치우치지 않고 균형을 이뤄야 한다. 이것이 깨지면 병이 된다. 한의학은 기의 막힘과 음양과 오행의 불균형을 바로잡는 것을 기본목표로 한다. 참장의 자세는 음양과 오행이 균형 잡힌 동적인 '중中' 상태를 구현하고, 호흡에 맞춰 활성화되는 순환은 기의 막힘 없는 흐름을 만들어낸다.

참장은 한자로 '站椿'이라고 쓰고, '우두커니 설 참' '말뚝 장'으로 읽는다. 말뚝처럼 우두커니 서 있다니! 참장을 익히는 사람의 모습을 이보다 더 정확하게 표현하긴 힘들다. 정말 딱 이렇게 보인다. 그래서 모르는 사람이 보면 '저게 뭐 하는 짓이야!'라는 말이 절로 나온다.

먼저 '참站' 자는 '설 립立 + 차지할 점占'으로 나눌 수 있다. 글자만 보면 '자리를 잡고 선다'라는 뜻이다. 이것은 내 체형과 힘에 적당한 공간을 차지하고[占], 서는 것[立]을 의미한다. 모든 운동에서 자세, 즉 스탠스stance는 균형을 잡고 몸을 움직이는 데 매우 중요하다. 너무 좁거나 넓으면 자세와 동작이 옹색해지거나 필요 없는 힘이 들어간다. 참장의 '참'은 내 몸에 맞는 스탠스로 서는 것이다.

'장椿' 자는 '나무 목木 + 찧을 용舂'의 결합이다. 글자대로라면 절구에 뭔가를 넣고 나무막대기로 찧는 것을 뜻한다. 우리가 여기서 주목해야 할 것은 나무라는 도구와 절구질이라는 움직임이다. 우리가 다리를 벌리고 서면 그 위에 머리와 몸통이 얹혀 있는 모양이 된다. 너무도 당연한 것이라 느껴지지만, 발과 다리에서 골반과 허리 그리고 몸통과 머리로 이어지는 수직구조를 완성한 것은 인류 진화에서 혁명적 사건이었다.

이렇게 만들어진 수직 구조에서 위에서 아래로 떨어지는 절구질을 한다. 참장에서 절구질은 두 가지로 해석할 수 있다. 하나는 호흡에 의해 몸통 속에서 일어나는 내부 압력의 이동이고, 또 하나는 호흡에 따라 발생하는 수축과 이완을 통해 온몸의 힘이 오르내리는 것이다. 이 두 가지를 바탕으로 참장의 가장 큰 목적인 '중력을 이기고 바로 서는 힘'이 강화된다.

참장을 이야기할 때 흔히 참장공이라 부른다. 여기서 '공功'은 힘을 다루는 기술을 뜻한다. '工'은 장인, 요즘으로 치면 기술자를 의미하고, 이들이 다루는 대상이 바로 '몸의 힘[力]'인 것이다. 따라서 참장공은 참장이란 운동을 잘할 수 있는 기술이라는 의미가 된다.

참장의 형태가 조금씩 다른 것은 목적을 달성하기 위한 구체적인 방법들[功]의 차이 때문이다. 이런 다양성은 참장을 연구한 사람들의 신체적 특징 혹은 그들이 목표로 하는 힘이 달라서 생겼을 것이다. 서로 다른 조건과 목적에 적합한 방법들을 연구하고, 그것이 시간을 거치면서 다듬어지고 보완 혹은 변형되면서 전해진 결과물이 우리가 접하는 참장으로 만들어졌을 것이다.

이제까지의 내용을 정리하면 참장은 다음과 같이 정의할 수 있다.

'자리를 잡고 서서, 몸속을 순환하는 힘을 강화하고 직립의 힘을 키우는 운동.'

참장이 필요한 이유: 직립과 노화

수백만 년 전 아프리카의 어느 숲속에서 보기 흉하다고 놀림을 받았을지도 모를 이상한 녀석의 후예가 바로 우리다. 지금은 70억이 넘는 개체 수를 자랑하는 최상위포식자이지만, 당시에는 크게 주목받지 못한 생물종이었다. 반면 그들을 걱정하며 먹을거리를 찾았을 생물종의 후예들은 점점 밀려나 멸종 혹은 멸종위기에 처했다.

현생인류의 직접 조상이자 호미닌이라고 부르는 종이 두 발로 걷는 혁명적 선택을 하게 된 것은 기후변화에 따른 식량 문제였을 거라고 한다. 더 멀리 이동하고 식량 채취의 경쟁력을 확보하기 위해 모험을 했고, 이 전략은 대성공을 거두었다. 호미닌의 직립은 식량의 채취와 이동에서 효과적이었고, 자유로워진 두 손은 도구의 제작을 가능케 했다. 이와 함께 우리가 인간의 특징이라고 여기는 넉넉한 뇌용량과 언어가 더해지면서, 인류는 기존의 어떤 생물종도 이루지 못했던 신세계를 만들어냈다.

그런데 문제가 생겼다. 뜻하지 않게 오래 살게 되어버린 것이다. 진화의 역사에서 보면 눈 깜짝할 사이에 시작된 장수시대는 종의 차원에서 아직 준비되지 않은 사건이다. 기대여명만큼 건강하게 살기는 어렵고, 건강수명과 평균수명의 격차는 오래 산다는 것이 과연 축복인가 고민하게 만든다.

통계에 의하면 대한민국의 기대여명과 건강수명의 격차는 10년이 조금 넘는다. 대부분의 사람들이 평균 10년 정도는 여기저기 아파서 치료받고 약을 복용하면서 근근이 살아간다는 말이다. 이것도 운이 좋을 때 이야기다. 암이나 치매와 같은 중병에 걸릴 수도 있고, 생의 마지막 몇 개월을 사랑하는 사람을 알아보지도 못한 채 기계와 약물의 도움으로 연명할 수도 있다. 그런가 하면 아주 사소한 유전자의 차이로 술도 양껏 마시고 담배도 피우고 운동도 안 하는데도 죽을 때까지 건강한 사람도 있다. 이른바 장수 유전자를 물려받은 경우다. 억울하지만 우리의 삶은 시작부터 불평등하다. 평등은 이상 속에 존재하며 끝없이 추구하는 것이지, 현실에서 구현되는 가치는 아닐지도 모른다.

그럼 언제부터 늙는 것일까? 보통은 40대가 되면 조짐을 보이다가 50대가 되면 이전 같지 않음을 인정하게 된다. 한의학 고전인 『황제내경』에서는 "마흔이 되면 땀구멍이 성글어지고 낯빛에 광택이 줄어들기 시작하며, 수염과 머리칼이 희어지고 앉기를 좋아한다"라고 이야기한다. 슬슬 노화의 징조가 보이는 것이다.

만약 오래 서고 걷는 것이 점점 힘들어지고, 자유여행보다는 패키지여행을 선호하며, 버스나 지하철을 탔을 때 빈자리에 대한 탐욕이 커지는 자신을 발견한다면, '아, 이제 내가 늙기 시작했구나!'라고 여기면 될 듯하다. 이런 변화는 자세를 유지하고 움직일 때 힘을 쓰는 근육들이 약해진다는 것을 의미한다. 또한 스스로 판단하고 부딪치기보다는 점점 편한 것을 찾는 심리적 의존성의 증가 때문일 수도 있다.

문제는 노화가 시작한 후로도 우리는 꽤 오랫동안 산다는 거다. 활기차게 반평생을 살고 그 정도 기간을 서서히 쇠락해간다. 오래 사는 일은 축복인 동시에 부담스러운 일이기도 하다.

그런데 늙으면 왜 몸에 문제가 생기는 것일까? 아직 우리가 오래 살 준비가 안 됐기 때문이다. 만약 수명이 종의 등장과 함께 천천히 늘어났다면 달랐을 것이다. 그런데 수명의 증가는 인류세라 부르는, 인류가 지구의 에너지를 본격적으로 뽑아 쓰는 짧은 시간에 이루어졌다. 장수는 인간종이 변한 것이 아니라 외부 환경이 변하면서 얻은 부산물 같은 것이다.

장수와 좋은 건강이란 두 마리 토끼를 다 잡으면 좋겠지만 신은 그 정도로 인간을 사랑하진 않은 것 같다. 늙으면 몸은 세포 수준에서 무너지기 시작한다. 세균과 바이러스, 음주나 흡연과 같은 외부 요인도 문제지만, 생명을 유지하는 과정 자체를 몸이 감당하지 못하게 된다.

이 상태의 가장 대표적인 증상이 만성염증이다. 이제까지 밖의 위험으로부터 나를 방어하는 데 효과적이었던 면역계의 전략이 부메랑이 되어 나를 공격하기 시작한다. 노화에 따른 질병(많은 사람들이 걱정하는 암과 치매 그리고 뇌졸중을 포함)들의 바탕은 바로 만성염증이다. 노화는 곧 만성염증이라고 해도 크게 틀린 말이 아닐 것이다.

이때 현대인의 만병통치약 같은 소염진통제가 등장한다. 염증을 제거하고 통증을 가라앉혀준다니! 걱정 없이 오래 살기만 하면 될 것 같다. 아차! 그런데 장기간 복용하면 위장관과 신장 그리고 심혈관계에 문제를 일으킬 수 있다. 이제 사람들은 영양보충제와 기능성 식품들로 시선을 돌린다. 지구촌 곳곳에서 몸에 좋다고 하는 것들이 쇼호스트들의 손에 진상된다. 기적의 물질들이 각종 채널에서 팔리고 있지만, 이 또한 장기적인 관점에서 효과적인 전략이 될 수 없다는 의견이 우세하다. 각자의 사정도 다르거니와 단기전의 전략이 노화와 같은 장기전에서는 별 재미를 못 볼 수 있다. 부분을 전체로 확대하는 오류는 심리적 위안은 될지 몰라도 합리적 선택은 아니다.

문제가 어려울수록 문제 자체에 집중할 필요가 있다. 나는 답의 일부가 '직립'에 있다고 생각한다. 오랜 기간 인류는 직립의 상태에 맞게 진화하고 적응해왔다. 하지만 중력을 이겨내며 완성한 직립의 구조는 노화란 적을 만나면서 서서히 무너진다. 생물에게 있어서 구조는 곧 기능이다. 꼿꼿하게 서고 잘 걷고 뛸 수 있다는 것은 몸과 정신이 제대로 작동하고 있다는 증거이자, 그 자체로 좋은 건강을 유지하는 데 효과적인 방법이다.

이런 나의 생각은 새로운 것이 아니다. 건강하게 오래 사는 것은 인류의 지속적인 관심사였다. 동양의학에서도 어떻게 하면 병을 예방하고 건강수명을 늘릴 수 있을까 하는 고민과 연구를 지속해왔다. 그런데 재밌는 것은 장수와 건강의 비결이 먹고, 움직이고, 자고, 숨 쉬는 것과 같은 일상에 있다는 결론을 내렸다는 점이다. 그리고 건강을 위해 고안된 다양한 운동법에는 공통적으로 직립의 힘을 키우기 위한 방법들이 담겨 있다. 오랜 관찰과 경험을 통해 나이가 들면서 신체기능이 저하되는 원인의 중심에 바로 서는 힘의 약화가 있다고 봤기 때문이다.

참장 또한 이런 고민의 결과로 만들어진 운동법 중 하나이다. 한마디로, 많은 운동 중에 참장이 필요한 가장 큰 이유는 인간이 두 발로 서는 동물이라서이다. 참장은 직립의 힘을 키워서 노화에 따른 신체기능의 쇠퇴를 막는 데 도움이 되는 운동이다.

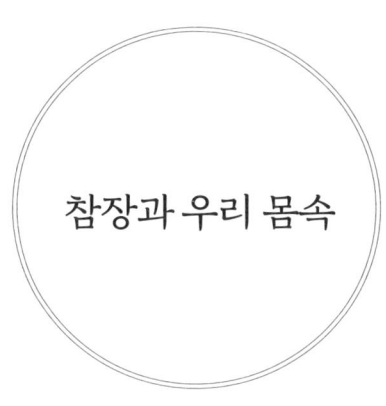

참장과 우리 몸속

 한 사람의 건강에 영향을 주는 요소들은 매우 다양하다. 그중에서 몸속 장기가 건강해야 한다는 데 대부분 동의할 것이다. 하지만 병이 나기 전에 이 부분에 관심을 갖는 사람은 거의 없다. 겉으로 보이지도 않고 탈이 나기 전에는 존재감도 없으니까. 만약 장기들이 말을 할 수 있다면 우리는 하루 내내 이들의 수다에 시달려야 할지도 모른다. 그 속사정을 잠깐 들여다보자.

 몸 안에 있는 장기들은 어떻게 제자리를 유지하고 있을까? 우주 공간을 유영하는 우주인처럼 우리 몸속에 무중력상태가 형성되어 있을까? 아니면 요가 마스터처럼 장기들이 중력을 이겨내고 공중부양을 하고 있을까?

 속사정은 우주적 낭만이나 동양의 신비와는 전혀 상관이 없다. 도리어 긴박감 혹은 간절함에 가까운 것이 장기들의 현실이다. 단순하게 표현하면 장기들은 척추에 매달려 있기 때문이다. '지금 이 순간! 바로 내 몸속!'에 있는 장기들이 떨어지지 않기 위해 안간힘을 쓰면서 대롱대롱 매달려 있는 모습을 상상해보라. 왠지 좀 짠한 느낌마저 든다.

물론 그렇다고 과일나무에 열매가 열리듯 주렁주렁 매달려 있는 것은 아니다. 단단하게 또는 느슨하게 장기들끼리도 연결되어 있고, 복막과 인대와 같은 구조물들 또한 지지하고 있다. 그리고 우리 몸속은 액체로 채워져 있다. 몸통이란 큰 물풍선 안에 장기란 작은 물풍선들이 들어 있고, 그 풍선들 사이를 스파이더맨의 거미줄과 같은 조직이 연결돼 있고, 최종적으로 척추란 단단한 기둥에 매어 있는 것을 상상하면 얼추 비슷할 것이다.

여기까지 무리가 없었다면 한 걸음 더 들어가보자. 장기들을 구성하고 있는 세포들은 어떻게 먹고살까? 많은 사람들이 혈액순환을 떠올렸을 것이다. 빙고! 세포는 폐에서 산소를 머금고 심장에서 뿜어져나온 혈액에서 산소와 양분 그리고 호르몬과 같은 신호물질을 받는다. 그러면 세포 하나마다 빨대처럼 모세혈관이 하나씩 연결되어 있을까? 로봇만화에서는 가능하지만 실제 인간에게는 불가능한 일이다.

조금 낯선 단어가 등장하지만, 천천히 따라가면 그리 어렵지 않은 이야기를 조금 더 해보자. 세포로의 물질 이동은 모세혈관에서 세포 사이의 공간으로 빠져나온 액체(혈장)에 의해 이루어진다. 혈관 속에서는 혈장이라고 불리지만 혈관을 빠져나오면 간질액이라고 부르는 액체의 흐름을 타고 물질의 공급과 노폐물의 처리가 이뤄진다. 혈액을 타고 온 물질이 모세혈관을 빠져나와도, 세포에 도착하려면 끈끈한 액체와 그물과 같은 섬유질 사이를 통과해야 한다. 따라서 액체와 섬유질의 상태에 따라 물질교환의 효율성이 결정된다. 스펀지를 물에 적시고 힘을 주면 잘 짜지지만 물풀을 넣으면 끈적이기만 할 뿐 잘 나오지 않는 것과 비슷하다.

액체를 끈끈하게 하고 섬유질을 치밀하게 만드는 대표 주자가 긴장과 운동 부족이다. 스트레스와 운동 부족이 만병의 근원으로 여겨지는 이유 중 하나다. 세포 자체를 힘들게 만드는 것이다. 부족한 식량과 더러워진 환경 속에서 세포들은 제 기능을 십분 발휘하지 못하고 근근이 살다가 망가지기 시작한다. 한의학에서 '십병구담十病九痰(병의 열에 아홉은 담 때문이다)'이라 해서, 순환의 정체와 이에 따른 노폐물의 축적을 질병의 중대한 요인으로 보는 것과 통하는 내용이다.

자, 이제 세포에서 한발 물러서서 척추에 매달려 있는 장기들을 다시 보자. 만약 장기들을 든든하게 잡아주는 조직들이 약해지고, 척추에 문제가 있어서 장기들의 거주공간이 좁아지거나 내려앉거나 틀어진다면 어떻게 될까? 아마도 세포 수준에서 말한 문제들이 좀 더 큰 스케일로 일어날 것이다. 장기들뿐만 아니라 이 장기들과 연관된 몸의 다양한 부분들에도 문제가 생길 것이다. 공간이란 물리적 구조의 문제는 그 속에 거주하고 있는 장기들의 기능에 바로 영향을 준다.

하지만 이 역시 문제 속에 답이 있다. 만약 장기들이 거주하는 공간이 충분히 확보되고, 그 내부의 흐름이 원활하면 된다. 젖과 꿀이 흐르는 넓은 곳에서 장기들은 춤을 추면서 즐겁게 일할 것이다.

참장은 불필요한 힘을 빼고 이완하는 것을 기본으로 척추를 바르게 정렬한다. 또한 가슴과 배 전체를 충분히 이용한 깊고 충만한 호흡을 통해 몸통이란 공간의 내부 압력이 순조롭고 충실하게 흐르게 한다. 말뚝처럼 우두커니 서 있는 것은, 우리 몸의 속사정에 충실하게 귀 기울인 결과인 것이다.

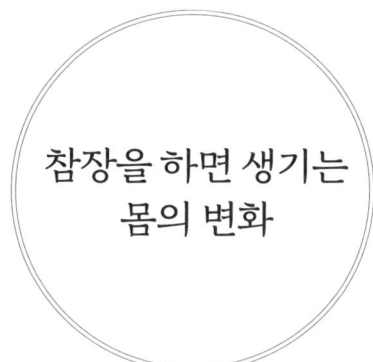

참장을 하면 생기는 몸의 변화

1분 1초가 아까운 현대인이 하루 10분을 참장에 투자하는 것은 상당한 결심이 필요하다. 단기간에 효과를 보는 것이 아니기 때문에 더욱 그렇다. 성장 가능성이 높은 안정적인 회사에 장기 투자하는 것이 가장 확실한 방법이란 건 누구나 알지만, 실행하는 사람은 적다. 건강 관리도 마찬가지다. 충분히 고민하고 공부해서 내게 맞는다는 확신이 들었다면, 그다음에는 그냥 계속하기만 하면 된다. 어느 정도 지속하면 탄력이 붙어서 힘도 들지 않고, 시간이 쌓일수록 효과는 커진다. 참장은 뜻하지 않게 오래 살게 된 요즘 사람들이 장기 투자해야 할 운동계의 우량주다.

참장이 우리 몸에 가져오는 긍정적인 변화는 한의학의 인체관에 기반한다. '기'의 순환 시스템인 '경락'과 몸통 안에 있는 '오장육부' 그리고 '경락'의 흐름에 따라 놓인 근육의 기능적 구조인 '경근經筋'은 서로 영향을 주고받는 피드백 시스템이다. '기'의 흐름과 '근육'의 상태 그리고 내부 '장기'가 유기적으로 맞물려 있다고 본 것이다. 동양의 전통적인 운동법은 몸(근육)과 호흡(기)을 조절함으로써 '오장육부'와 '정신'의 기능을 활성화하는 것을 목적으로 한다. 참장 또한 이런 목적에 충실한 운동이다.

참장을 하면 실질적으로 다음과 같은 변화가 일어난다.

서는 힘이 좋아지고, 몸의 좌우 밸런스가 바로 잡힌다

모든 운동은 주로 쓰는 근육에 맞게 몸을 변화시킨다. 운동선수들이 다 몸이 좋지만, 종목에 따라 체형이 다른 것은 주로 쓰는 근육이 다르기 때문이다. 참장은 근력운동이나 여타의 유산소운동과 같이 겉으로 보이는 몸의 변화를 크게 일으키진 않는다. 하지만 불필요한 긴장을 내려놓고, 힘을 받는 포인트를 중심으로, 양쪽에 힘을 균등하게 나눠서 서는 운동이기 때문에 틀어진 몸을 바로잡는 효과가 있다. 또한 직립하는 힘을 키우는 참장은 자세유지근을 강화시켜 속에서부터 짱짱한 몸을 만든다.

기본적인 운동능력이 향상된다

참장은 가만히 제자리에 서서 하는 운동이지만, 대부분의 운동은 다양한 동작을 통해 이루어진다. 이때 중요한 것 중 하나가 바로 균형

감각이다. 특히 몸의 중심선을 인지하고 이 중심이 흐트러지지 않아야 잘 움직일 수 있다. 중심을 놓치면 동작이 제대로 이뤄지지 않고, 부상의 위험 또한 높아진다. 참장을 꾸준히 연습하면 신체 각 부분과 몸의 중심에 감각이 좋아진다. 가만히 서 있기만 했는데 이전보다 운동이 더 잘되는 현상이 발생한다. 신기하다 할 수 있지만 당연한 변화다. 참장은 모든 운동의 기초가 될 수 있다.

허리가 튼튼해지고, 잘 다치지 않게 된다

요통은 기본적으로 직립과 장수의 합작품이다. 여기에 의자에 앉아 있는 시간의 증가로 인한 허리와 등 근육의 약화와 스마트폰 사용에 따른 전체적인 척추 라인의 변화가 더해져 요통은 일상화되고 만성화되는 추세다. 도시와 농촌을 가리지 않고 성업 중인 척추전문병원은 문명화된 사회의 어두운 자화상이다.

참장은 운동 원리상 척추 특히 허리의 탄성을 키우고 강하게 만든다. 허리의 힘이 강해지면 몸이 감당할 수 있는 물리적인 힘의 크기가 커진다. 몸의 감각이 좋아지고 허리가 튼튼해지면 외부의 힘에 의해 넘어지거나 다칠 확률이 줄어든다.

퇴행성질환을 예방하는 데 도움이 된다

퇴행성질환은 노화에 따른 숙명이기도 하지만 잘 관리하면 그 발생을 늦추고 정도를 약하게 할 수 있다. 퇴행성관절염이라고 부르는,

무릎과 허리 같은 관절의 통증부터 여러 종류의 암과 치매와 같은 질환도 퇴행성질환에 속한다. 이런 질환의 발생은 노화에 따른 장기의 기능 저하, 몸의 형태를 유지해주는 뼈와 근육의 약화, 혈액과 림프액과 같은 체액의 순환 저하에 많은 영향을 받는다. 그리고 이 셋은 서로 영향을 주고받는 유기적 관계다. 근육이 약해지면 순환도 안 되고 장기의 기능도 빨리 나빠지는 것처럼 말이다.

참장은 밖으로는 직립의 프레임을 강화하고, 호흡을 통해 몸속에 형성된 압력으로 내부 순환을 활성화시킨다. 또한 호흡을 깊고 충만하게 만들고, 전신 근육의 수축과 이완을 반복하면서 혈액과 림프액이 원활하게 순환되게 한다. 이를 통해 각종 퇴행성질환을 예방하는 데 효과적인 환경을 만든다.

치료의 효율이 높아진다

많은 현대인이 목과 어깨 그리고 등과 허리의 통증으로 치료를 받는다. 일차적으로 한의원에서 침치료와 부항요법을 받거나, 정형외과나 통증클리닉에 방문해서 소염진통제와 근육이완제를 처방받거나 주사를 맞는다. 증상이 가볍고 일시적이면 둘 중 어떤 방식을 선택해도 쉽게 낫고 재발하지 않는다. 환자가 편하고 선호하는 방식을 선택하면 된다.

문제는 통증이 반복되거나 만성화된 경우다. 최근에는 이런 사람들에게 추나요법이나 도수치료가 유행이다. 정기적으로 마사지를 받지 않으면 일상생활이 안 된다는 사람들도 있다. 그중 상당수의 사람이 치료를 받을 때는 좋아진 것 같았는데, 좀 지나면 다시 나빠지거나, 치료를 받는데 더 아파져서 중단했다고 이야기한다.

좋은 상태가 오래 유지되지 않는 사람들은 외부의 힘으로 강제로 만들어진 좋은 신체구조를 유지할 수 없을 때가 많다. 즉, 척추 주변의 자세유지근이 약한 경우다. 억지로 잡아놔도 시간이 지나면서 근육의 관성에 의해 과거의 좋지 않았던 상태로 돌아가고 만다. 근육이 너무 적게 발달했거나 에너지가 부족할 때는 강한 치료를 견디지 못하고 통증이 늘기도 한다.

척추의 구조적인 문제가 좀 더 심각하면 결국 수술을 받는다. 많은 사람이 수술을 받으면 병이 다 나았다고 생각하지만, 실상은 그렇지 않다. 문제는 제거했지만, 문제를 발생시킨 몸의 상태는 과거와 같거나 더 나빠졌기 때문이다. 수술 후 비슷한 증상이 재발하는 이유다.

참장은 척추 주변의 자세유지근을 강화하고 내부 순환을 활성화함으로써, 척추질환을 예방하고 치료효율을 높이고 재발을 방지하는데 도움이 된다.

면역기능 향상에 도움이 된다

의식적으로 긴장을 늦추고 천천히 숨을 들이쉬고 내쉬는 과정은 감정적 스트레스로 지친 자율신경계의 균형 회복을 돕는다. 깊고 충만한 호흡과, 참장의 자세를 유지하면서 상승하는 체온은 면역기능 저하의 대표 요인으로 꼽히는 저산소, 저체온 상태를 개선하는 효과가 있다. 실제로 참장을 하면 몸이 편안하고 따뜻해지는 것을 느낄 수 있다. 참장이란 건강한 중독에 빠지기 시작하면 길게만 느껴졌던 10분이 짧게 느껴질 것이다.

수면과 배변에 효과적이다

참장은 좋은 수면에 도움이 된다. 불면의 원인은 다양하지만, 현대인의 상당수가 만성화된 긴장으로 쉽게 잠들지 못하거나 숙면을 취하지 못한다. 또한 신경계를 자극하는 정보와 물질들로 인해 달뜨고 흥분된 상태로 살아가는 사람들이 많다. 참장은 이런 만성화된 긴장반응을 해소하고 안정된 기의 흐름을 가져와서 좋은 수면으로 이끈다.

참장은 변비에도 효과적이다. 변비의 원인은 다양하지만 그중에는 밀어내는 힘이 떨어진 사람들이 꽤 많다. 특히 여성들이나 나이 든 사람들에게서 자주 볼 수 있는데, 이런 사람들이 변비약을 자주 먹으면 장은 더욱 무력해진다. 참장을 하면 호흡에 따른 압력의 이동이 장의 운동성을 키워줘서 대변을 밀어내는 힘이 커진다. 쾌변을 보고 싶은 사람들에게 참장을 권한다.

아래로 처지는 것을 막는다

나이가 들면서 주름살이 늘고 눈꺼풀이 내려앉고 장기들이 처지는 것은 모두 중력 때문이다. 리프팅이라는 시술의 이름에서 알 수 있듯, 중력과의 줄다리기에서 패배해서 아래로 끌려 내려가는 것이다. 각종 시술들이 잠시 이 현상을 가릴 수는 있겠으나 근본적인 해결책이 될 수 없다. 중력을 이겨내고 바로 서는 항중력의 힘을 키우는 것이 가성비가 더 좋다. 참장은 중력을 이용해 항중력의 힘을 키우는 효과적인 기법이다.

가슴을 편하게 하고 뱃심을 키운다

현대 도시인은 의자에 앉아 있는 시간이 길고, 스트레스는 많고 운동은 부족하다. 그러다보니 압력이 가슴과 머리로 몰리고 아랫배는 점점 힘이 떨어진다. 환자들을 보면 화병이 아닌데도 위는 뜨겁고 아래는 찬 사람들이 있는데, 이런 원인이 경우가 많다. 참장은 상부로 몰린 압력이 본래의 길을 따라 흘러가게 하고, 압력의 무게중심을 아래로 내린다. 아랫배에 탄력적인 힘이 생기면 자연스럽게 허리를 받쳐주는 힘이 커져서 요통의 치료와 예방에도 도움이 된다.

참장으로 뱃심이 차면 자연스레 배포가 커진다. 몸에 힘이 있으니 마음에도 여유가 생기는 것이다. 참장을 하다보면 과거에 발끈했던 일들이 참 별것 아니었구나 하는 생각을 하게 될 것이다.

버텨내는 힘을 키운다

퀸의 노래 〈언더 프레셔Under Pressure〉는 다양한 압박 속에 힘들어 하는 현대인의 모습을 잘 표현하고 있다. 노래에서는 진정한 사랑이 우리를 구원할 것이라고 했지만, 나는 세상의 무게에 짓눌려 있는 사람들에게 참장을 권하고 싶다.

참장을 서면 몸이 바로 서고 호흡이 깊어지면서 팽팽했던 신경계는 균형을 회복한다. 이 상태가 되면 나 자신도 그리고 나를 둘러싼 세상도 보다 선명해진다. 개인적으로 참장을 '서서 하는 명상'이라고 부르는 이유이기도 하다.

세상의 압박은 변하지 않지만, 내가 분명해지고 힘이 생기면 잘 버텨가며 하루를 살 수 있다. 이런 하루하루가 쌓이면 어쩌면 삶의 궤도가 바뀔지도 모른다. 유형과 무형의 압박에 주눅 들고, 관계들에 상처받으면서 소심해졌다면 참장이 도움이 될 수 있다.

하루 10분을 투자해서 이 정도 효과를 거둘 수 있다면 아주 괜찮은 투자라고 생각한다. 효과는 확실하다. 이미 많은 사람들이 경험했고, 나도 그렇다. 이 투자의 리스크는 오직 지속 여부, 이 한 가지에 달려 있다.

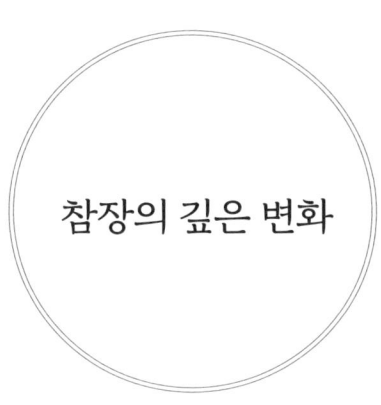

참장의 깊은 변화

우리가 몸을 쓰는 방식은 두 가지다. 움직이거나 멈추거나. 참장은 이 중 움직이지 않고 기를 수련하는 운동(기공氣功)으로, 이런 방식을 정공靜功이라고 부른다. 그렇다고 해서 참장을 목석처럼 멈춰 있는 운동이라고 생각해서는 안 된다. 정靜이라는 한자의 뜻은 '고요함'이지, 정지의 의미가 아니기 때문이다. 실제 참장의 속내는 쉼 없는 움직임이다. 가만히 서 있는 상태에서 일정한 규칙에 맞춰 몸을 지속해서 조정하기 때문이다. 멈춘 듯한 고요함 속에 움직임을 갈무리하는 것이 바로 참장과 같은 정적인 기공의 본질이다.

이런 기공이 가져오는 건강상의 효과에 관해 다양한 연구들이 이루어져왔다. 이 연구를 통해 몰라서 '신비롭다' 혹은 '신기하다'라고 표현했던 현상들이 합리적으로 설명되고 증명되고 있다.

기공의 임상적인 연구는 크게 다음과 같은 분야에서 이루어지고 있다.

> 통증 관련 연구
> 암 관련 연구
> 면역기능 관련 연구
> 당뇨 관련 연구
> 고혈압 관련 연구
> 만성 심장 질환 관련 연구
> 파킨슨병 연구
>> 한방재활의학과학회, 『한방재활의학(5판)』, 군자출판사, 437쪽 참고.

기공의 방식은 다양하다. 그중에서도 건강과 관련해서는 태극권에 관한 연구들은 많이 이루어졌다. 태극권의 핵심이 되는 원리들은 참장에도 그대로 적용할 수 있다. 앞으로 설명할 12요결이 바로 그것이다. 원리가 같으면 같은 운동 효과를 기대할 수 있다. 참장을 꾸준히 한다면 아래와 같은 이득을 얻을 수 있을 것이다.

> 넘어짐, 퇴행성관절염, 파킨슨병의 예방과 만성폐쇄성폐질환의 재활에 도움이 된다.
> 노인 인지능력의 향상에 도움이 된다.

우울증, 심장병과 뇌졸중의 재활과 치매에 도움이 된다.

암, 섬유근육통, 고혈압과 골다공증 환자의 삶의 질 향상에 도움이 된다.

균형감과 호흡능력의 향상에 도움이 된다.

하체 힘의 향상에 도움이 된다.

행복감을 고양하고 수면의 질을 좋게 하는 데 도움이 된다.

Huston, P. & McFarlane, B.,

Health benefits of tai chi: What is the evidence?,

Can Fam Physician, 2016, Nov; 62(11): 881-890을 번역·요약.

또한 참장과 같은 정적인 기공의 경우 몸의 자세가 안정되고 호흡이 깊어지면서 정신기능에도 긍정적인 영향을 주게 된다. 앞서 말한 것처럼 나는 참장을 '서서 하는 명상'이라고 부르는데, 간혹 명상을 '멍 때리기'처럼 아무 생각이 없는 상태로 오해하는 사람들이 있다. '멍 때리기'가 과부하가 걸려서 버벅거리는 컴퓨터의 전원을 잠시 끄는 것이라면, 명상은 최적화작업을 통해 컴퓨터가 제대로 기능할 수 있도록 정리하는 것이다. '멍 때리기'가 문제 상황에서 잠시 도망가는 것이라면, 명상은 보다 적극적으로 현실의 문제를 해결하기 위한 행위라고 할 수 있다.

허버트 벤슨은 그의 저서 『과학명상법』에서 명상의 효과를 다음과 같이 요약해서 설명한다.

- 두통을 경감시키고

- 협심증으로 인한 통증을 줄일 수 있으며 관상동맥 우회 수술의 필요성을 줄일 수 있고,
- 혈압을 낮추어 고혈압 치료에 도움을 주며
- 마음의 장벽을 극복하여 창의성을 발휘할 수 있고
- 불면증을 이길 수 있으며
- 과호흡증후군 발작을 예방할 수 있고
- 요통을 덜어주며
- 항암치료 효과를 증진하고
- 공황 발작을 제어할 수 있게 도와주며
- 콜레스테롤 수준을 낮추고
- 메스꺼움, 구토, 설사, 변비, 조급증, 다른 사람들과 잘 어울리지 못하는 성격 등으로 나타나는 불안과 긴장의 증상을 덜어주며
- 전체적으로 스트레스를 감소시켜 내적인 평화와 정서적 균형을 이루는 데 도움을 준다.

허버트 벤슨, 윌리엄 프록터,
『과학명상법』, 장현갑, 장주영, 김대곤 공역, 학지사, 19-20쪽.

참장을 한다고 해서 다음날부터 당장 효과가 나타나진 않을 것이다. 효과는 지속에서 나오기 때문이다. 매일 저금통에 동전을 넣듯 참장을 해보자. 낙숫물이 맷돌을 뚫듯, 가랑비에 옷이 젖듯, 느리지만 몸과 호흡과 정신의 상태는 변화할 것이다.

참장이 필요한 사람들은 누구인가

상담을 하다보면 10대에서 60대까지 같은 운동을 하는 경우를 본다. 건강 관련 프로그램에는 노익장이라고 해야 할까, 나이가 들어서도 젊은이 못지않은 운동능력을 보이는 사람들이 종종 등장한다. 그리고 그것이 마치 좋은 것인 것처럼 이야기한다. 정말 그런 것일까? 내 생각에는 그걸 따라 하다가는 건강에 도움이 되기보다는 해가 될 것 같다. 사람마다 타고난 몸의 상태는 다르지만, 생의 주기로 봤을 때 연령대별로 운동의 종류나 강도를 조절해야 한다는 생각이다.

10대와 20대 때는 할 수 있다면 몸을 충분히 움직이고, 양껏 운동을 하는 것이 좋다. 성장하고 발달하는 시기로, 손상이 발생하더라도 쉽게 회복한다. 실제 치료를 하다보면 같은 정도로 다쳤을 때 회복되는 속도가 확실히 빠르다. 마치 성능이 좋은 난로와 같은 시기로, 연료를 많이 넣어줄수록 많은 화력을 낸다. 이때 충분히 운동해서 발달시킨 몸의 상태가 훗날 건강수명에 영향을 줄 것이다. 하지만 실제로는 학업과 취업준비로 충분한 운동을 못 하는 경우가 많다. 지금의 세대가 나이가 들었을 때 길어진 기대여명이 과연 축복이 될까 걱정이 되는 부분이다.

 30대와 40대에는 아직 젊지만 뭔가 예전 같지 않다는 것을 느끼기 시작한다. 운동 또한 손익 계산이 필요한 시기다. 환자들을 보면 인생에서 한창 바쁜 시기여서 생각보다 운동을 소홀히 하는 경우가 많다. 근근이 유지는 되겠지만, 시간이 갈수록 몸의 기능들이 쇠퇴하는 것을 느낀다. 이때는 몸을 고루 움직이는 형태의 운동을 꾸준히 하는 것이 중요하다. 이제부터는 난로의 성능이 조금씩 떨어지면서 불완전 연소가 생기기 시작한다. 연료의 양과 질을 생각해야 하고, 산소가 잘 들어오도록 공기구멍을 조절하고, 연기가 잘 빠져나가도록 연통을 손봐야 한다. 건강의 상태에 따라 먹는 음식과 운동의 양, 호흡 그리고 해독을 적절히 시행해야 하는 균형의 시기다.

 사람마다 시점은 다르지만 '아! 내 몸이 이제 내리막에 접어들었구나!'라는 자각을 갖게 되는 게 50대다. 이때부터는 물러서지 않는 운동이 필요하다. 이를 위해서 근육을 소홀히 해서는 안 되겠지만, 호흡을 더 중요하게 여길 필요가 있다. 난로의 연소 효율을 좋게 하고 양질의 연료를 공급해야 한다. 나이를 먹으면 가벼운 옷을 입으라는 옛사람들의 격언을 따를 필요가 있는 시기다. 음식은 좀 적더라도 양질의 것을 섭취하는 것이 좋고, 잠은 충분히 잘 자는 것이 더욱 중요해진다. 운동은 힘보다는 유연함을 추구하고, 오랫동안의 습관으로 틀어진 몸의 균형을 회복하고, 보이는 근육보다는 속근육을 발달시켜야 한다. 여기에 효과적인 호흡이 더해져야 한다. 과거의 운동이 보여주기 위한 것이었다면, 이때부터의 운동은 내면을 다지는 운동이어야 한다.

그렇다면 참장은 언제 시작하는 것이 좋을까?

10대와 20대 때 참장을 시작한다면 정말 행운이다. 구글이나 아마존의 주식이 매일 1/100주씩 통장에 쌓인다고 생각해보라. 몇십 년이 지난 후 그 가치는 상당할 것이다. 그 필요성을 느끼기 힘들겠지만, 10대와 20대에 참장을 시작한다면 건강자산의 총량을 늘릴 수 있을 것이다.

30대와 40대 때는 이전 같지 않다는 신호가 오기 시작하지만, 부

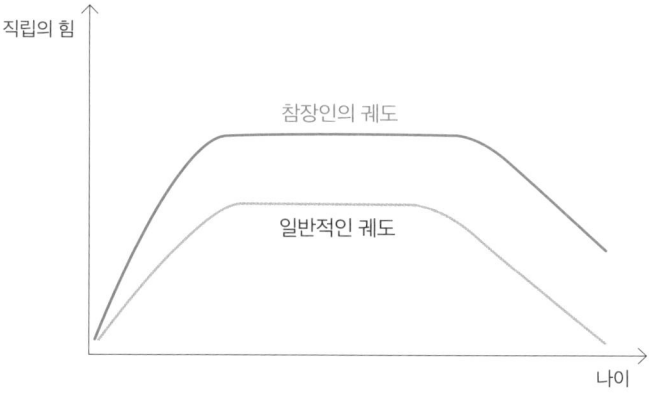

참장을 지속하면 서는 힘의 최고점 높아지고, 좋은 상태가 더 오래 유지되며, 천천히 완만하게 떨어질 수 있다.

정하거나 무시하거나 모른 척한다. 그래도 중한 병이 아닌 이상 일정한 치료와 휴식으로 곧잘 회복한다. 일종의 유예기간이랄까. 하지만 잘 풀리지 않는 피로와 산발적으로 생기는 문제들은 '뭔가를 하긴 해야겠다'는 결심을 하게 한다. 이때 참장을 시작하면 믿는 구석이 생긴다. 금방 효과가 나진 않지만 계속하면 알게 모르게 몸이 변화하기 시작한다. 마음 한편의 불안을 덜 수도 있을 것이다.

50대가 되면 전에 없던 일들이 자꾸 생긴다. 몸이 조금씩 약해진다고 인생이 내리막인 것은 아니다. 그냥 몸이 그럴 때가 온 것뿐이다. 인정하고 나면 불편했던 변화는 관찰과 모험의 대상이 될 수 있다. 이 시기에 가장 중요한 것은 몸과 정신의 기능의 쇠퇴를 막는 것이다. 공격보다 방어가 건강관리의 효과적인 전략이 될 수 있다. 몸이 예전 같지 않다는 신호를 수시로 보낸다면 때가 온 것이다. 이제 참장을 시작해야 한다.

직립인간이란 측면에서, 참장은 남녀노소 모두에게 좋은 운동이다. 그중에서도 다음의 사람들에게 좀 더 도움이 된다.

몸의 신호

- 장시간 의자에 앉아서 일한다.
- 운동은 해야겠는데 시간이 없다고 느낀다.
- 등이 굽고 목과 어깨 그리고 허리가 자주 아프다.
- 하체의 힘이 떨어지고, 공중에 뜬 느낌으로 걷는다.

- 체중 변화는 없는데 몸이 무겁게 느껴진다.
- 뛰는 것이 두렵다.

마음의 신호

- 소심하고 예민해진다.
- 몸이 움츠러들고 스스로가 작아지는 것 같은 느낌이 든다.
- 특별히 걱정할 일도 없는데 불안하고, 자신감이 떨어진다.
- 호흡이 짧고 얕으며 한숨이 자주 나온다.
- 만사 귀찮다.
- 인생의 무게가 점점 버겁고, 스스로 늙는다고 생각한다.
- 업무상 스트레스 수준이 10점 기준 6점 이상이다.
- 불면증이 있거나 자고 나도 몸이 개운하지 않다.

노화에 따른 변화

- 자꾸 넘어지고 여기저기 다친다.
- 버스나 지하철을 타면 눈에 불을 켜고 빈자리를 찾는다.
- 허리와 무릎이 자꾸 아파서 병원에 갔더니 퇴행성 변화가 시작되었다고 한다.
- 의료기 광고에 관심이 커진다.
- 전립선비대증으로 불편하거나 약물을 복용한다.
- 성기능이 저하된다.

질병

- 생리전증후군이나 갱년기 증상이 있다.

- 유방과 자궁과 난소 그리고 갑상선에 문제가 있다.

- 자궁이나 난소를 적출하는 수술을 받았다.

- 위, 장, 자궁 등의 하수증이 있다.

- 복부에 절개 혹은 복강경 수술을 받았다.

- 대사증후군의 위험이 크거나 이와 관련한 약물을 복용 중이다.

- 암과 치매가 걱정되거나, 투병 중이거나 치료 후 관리 중이다.

하지만 참장 클럽은 회원자격을 따지지 않는다. 최고의 의술은 중병을 치료하는 것이 아니라 병이 나지 않도록 하는 것이다. 좋을 때 시작한다면 참장은 건강수명을 늘이는 데 도움이 될 것이다.

얼마나 해야 효과를 볼 수 있는가

참장을 도대체 얼마나 해야 효과를 볼 수 있는지에 대한 답을 알고 시작하는 것이 좋다고 생각한다. 하다보면 자연히 알게 되는 것이지만, 거기까지 이르는 사람이 적기 때문이다. 그냥 좋다는 말만 듣고 시작하면 참장의 맛을 보기도 전에 중도 포기하는 경우가 많다. 실제 주변에서 자주 경험한 일이다. 그래서 내가 어디로 가고 있고, 무엇을 하고 있는지를 먼저 말하려고 한다.

일단 100일만 해보자. 같은 운동을 같은 선생님에게 같은 시간을 배워도 결과는 다 다르다. 타고난 재능이 다르고 몸과 마음의 상태도 각자 다르기 때문이다. 부푼 마음과 기대로 시작했는데 마음대로 되지 않는다고 실망하지 말자. 우리는 지금 시합을 하고 있는 것이 아니다. 다른 사람을 신경 쓸 필요도 없다. 기본 규칙을 지키면서 쉼 없이 가다

보면 변화는 일어난다.

일단 100일 정도는 눈 딱 감고 지속해야 감이 잡힌다. 각자의 재능에 따라 차이는 있겠지만, 100일을 지속하면 참장이란 운동을 몸으로 느낄 수 있게 될 것이다. 이 기간에 만들어진 몸의 감각은 눈사람을 만들 때 처음 만든 눈뭉치와 같다. 크기가 크든 작든 만들어진 눈뭉치를 계속 굴리면 언제고 커다란 눈덩어리가 되고 만다. 참장의 과정도 이와 같다.

그럼 왜 100일인가? 단군설화에서 곰과 호랑이는 사람이 되기 위해서 100일간 동굴에 갇혀 쑥과 마늘로 야성을 길들인다. 드라마에서는 아이를 갖기 위해 산중의 절에 들어가 100일 기도를 한다. 만성화된 질병도 100일 정도 치료를 하면 몸에 변화가 나타나기 시작한다. 이전 사람들은 경험을 통해 우리 몸에 변화가 일어나는 데 그 정도의 시간이 걸린다는 것을 알았던 것 같다.

그런데 이런 경험적 지식은 실제 연구결과를 통해서도 입증되고 있다. 스포츠와 관련한 연구결과를 보면 뇌에 새로운 선을 하나 만드는 데 100일 정도가 걸린다고 한다. 뇌에 새로운 선이 생긴다는 것은 뇌가 인식하는 몸에 대한 이미지의 변화를 의미한다. 100일 정도 특정한 동작이나 자세를 취하면 뇌에서 신경으로 그리고 근육으로 이어지는 새로운 네트워크가 형성된다.

하루 10분 × 100일 = 1,000분. 약 17시간. 이 정도면 드라마 한 시즌 분량을 보는 정도의 시간이다. 그 시간을 투자해서 건강한 기초를 마련한다면 꽤 괜찮은 일이 아닐까?

　　20대에 단소를 배울 때, "저는 음악에 소질이 없어요"라고 말했다. 그러자 선생님은 "단소는 살면서 처음 배우는 거잖아. 그런데 소질이 있고 없는 것을 어떻게 알아?"라고 답하셨다. 우리의 몸과 마음에는 아직도 많은 미지의 영역이 남아 있다. 그런 부분들을 알지도, 써보지도 못하고 죽는다면 상당히 억울한 일이다.

　　많은 사람들에게 참장은 생전 처음 접하는 낯선 운동일 것이다. 게다가 움직이는 것도 아니고 우두커니 서 있으니 스스로 어색할 수도 있다. 이 낯선 모습을 즐기며 처음부터 잘될 것이라는 기대를 접고 아침에 일어나 물 한 잔 마시듯 시작해보자. 100일 동안, 살면서 한 번도 건드리지 않았던 몸을 탐험하다보면, 황무지 같은 몸에 작은 길 하나가 생길 것이다. 처음에 길을 내는 것이 어렵지, 그 이후에는 쉬워지고 재미가 붙는다. 건강한 중독에 빠지는 것이다.

　　참장이란 운동에 호기심과 관심이 생겼다면 일단 100일은 멈추지 말고 해보자. 분명 변화가 일어날 것이다.

2부
참장의 실제

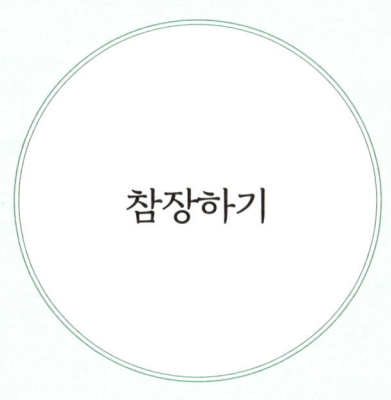

참장하기

1. 준비하기

키워드: 편안함, 집중, 나만의 시간

1) 몸을 준비한다.
- 몸을 조이지 않는 편안한 옷을 입는다.
- 맨발이 가장 좋고, 신발은 바닥이 얇고 평평한 것을 신는다.
- 상온이나 따뜻한 물을 천천히 한 잔 마신다.
- 가볍고 짧게 관절과 근육 들을 풀어준다.
- 심호흡 몇 번 하면서 몸과 마음을 이완한다.

2) 공간을 준비한다.
- 잠시 혼자 있을 수 있는, 바닥이 평평한 장소를 고른다.
- 자세를 확인할 수 있는 거울이 있으면 더 좋다.
- 온도는 너무 낮지 않아야 하고, 편안한 음악을 틀어도 좋다.
- 핸드폰은 잠시 꺼두거나 무음으로 한다.

2. 참장하기

키워드: '송' 'Let it be, Let it flow'

1) 어깨너비로 편하게 선다.

발의 안쪽(엄지발가락쪽) 간격이 어깨너비로 되게 선다. 양발의 뒤꿈치 가운데서부터 두번째 발가락을 잇는 선이 평행하도록 11자로 두고, 체중을 양발에 고르게 둔다. 몸의 정중선을 확인한다.

2) 완성된 참장의 형태를 머릿속으로 그려본다.

천천히 호흡하면서 의식을 오롯이 내 몸에 집중한다. 참장의 원리를 하나씩 떠올리면서 머릿속으로 그 원리대로 참장을 하는 자신의 모습을 상상한다.

3) 꼬리뼈를 아래로 떨어뜨리듯 허리를 느슨하게 하고, 무릎을 살짝 굽힌다.

숨을 들이쉬었다가 천천히 내쉬면서 허리를 느슨하게 해서 아래로 떨어뜨리듯 하고, 아래로 향하는 힘을 타고 무릎은 살짝 굽혀지고 이 흐름은 발까지 이어진다. 허리에서 무릎 그리고 발에 이르는 힘의 이동은 숨을 내쉬면서 이루어진다. 무릎을 과하게 굽히지 않도록 주의하고, 발의 일부분에 체중이 몰리지 않고 발바닥 전체로 선다는 느낌을 갖는다.

4) 고관절을 바깥쪽으로 회전하면서 골반을 열고, 턱을 당기면서 등을 편다.

숨을 들이쉬면서 고관절을 몸통의 바깥쪽으로 회전시키는 동시에 발바닥으로 땅을 밀어내면서 일어서듯 살짝 다리를 편다. 이 움직임은 자연스레 골반의 앞쪽을 열어 공간을 확장시키고, 치골 부위가 앞으로 나오게 만든다. 발에서 다리 그리고 골반과 허리를 따라 올라오는 힘을 타고, 팔을 자연스럽게 가슴높이까지 들어올려 나무를 안는 것과 같은 형태를 만들고, 턱을 당기고 등을 편다. 모든 과정은 숨을 들이쉬면서 이루어진다. 고관절을 외전시킬 때 체중이 발 바깥쪽으로 밀리지 않도록 주의한다.

5) 사타구니와 어깨를 가라앉힌다.

천천히 숨을 내쉬면서 다시 꼬리뼈가 아래로 떨어지듯 허리를 느슨하게 해서, 마치 의자에 앉듯 사타구니를 가라앉힌다. 이를 통해 척추 전체를 마치 스트레칭하듯 쭉 펴는 구조를 완성한다. 허리를 느슨하게 풀어 아래로 향하는 힘을 타고 어깨의 힘을 빼서 가라앉히고, 자세 유지를 위한 최소한의 힘만을 남긴다. 이 과정은 숨을 내쉬면서 이루어진다. 겨드랑이 사이를 계란 하나 정도 간격을 두어, 옹색하게 서지 않도록 한다. 고관절을 느슨하게 해서 관절이 잠기지 않도록 해야 하는데, 엉덩이를 손으로 만져봤을 때 말랑하면 제대로 된 것이다. 참장은 근육의 힘이 아니라 몸 전체로 만든 구조로 서는 것임을 잊지 말아야 한다.

6) 10분 동안 천천히 깊이 호흡하면서 의식을 오롯이 몸에 집중한다.

몸의 감각으로 참장의 구조를 점검하고, 거울이 있다면 거울로 확인해도 좋다. 자세를 점검할 때 척추의 선과 체중이 실릴 부위와 그러지 않을 부위에 중점을 둔다. 호흡은 코로 하고 아랫배에 힘을 주거나 멈추거나 하지 말고 다만 천천히 일정한 리듬으로 숨을 들이쉬고 내쉰다. 자세와 호흡이 안정될수록 몸이 더욱 깊고 넓게 인지되고, 새로운 감각들이 생기고, 자연스럽게 호흡도 깊고 충만하게 질적인 변화가 일어난다. 감각이나 변화를 따라가지 말고, 마치 거울이나 물에 비친 것을 보듯 이런 현상을 관조하도록 노력한다. 잠시 눈을 감고 의식을 집중할 수도 있지만, 기본적으로 참장은 눈을 뜨고 한다. 시간이 흐르면서 조금씩 흐트러지는 참장의 구조를 점검하고 바로잡는다.

7) 서서히 자세를 풀고 몸을 정리한다.

정해진 시간을 채웠다면 운동을 마무리한다. 자세를 풀기 전에 몸에 이제 마친다는 신호를 먼저 준다. 가슴 앞에서 합장을 해도 좋고, 아랫배에 손을 모아도 좋다. 아니면 그냥 천천히 팔을 내려도 된다. 잠시 그 상태로 머무르며 몸 안에서 역동적으로 움직이던 흐름이 잔잔해진다고 생각한다. 무릎을 펴고 자세를 푼 후에는 가볍게 관절과 근육을 풀어준다. 뻣뻣하거나 불편한 부분이 있으면 손으로 두드리거나 쓸어준다.

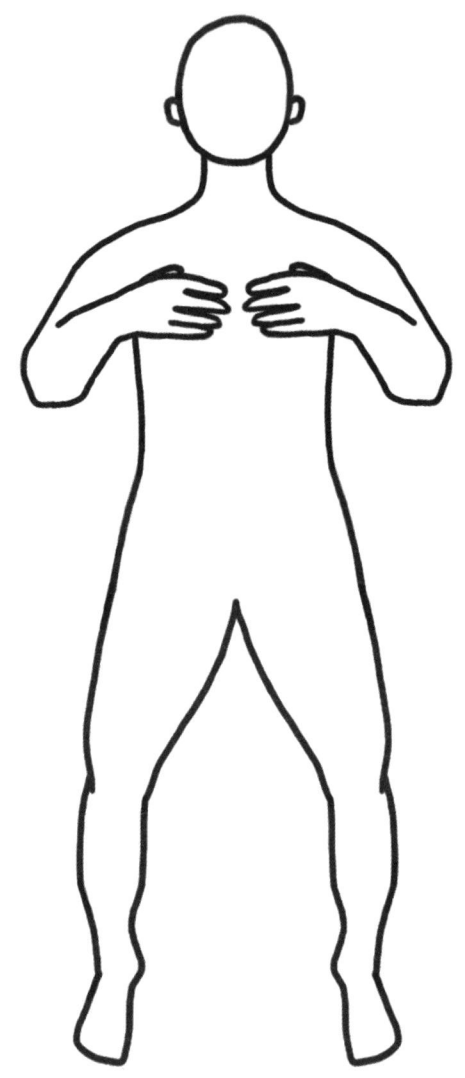

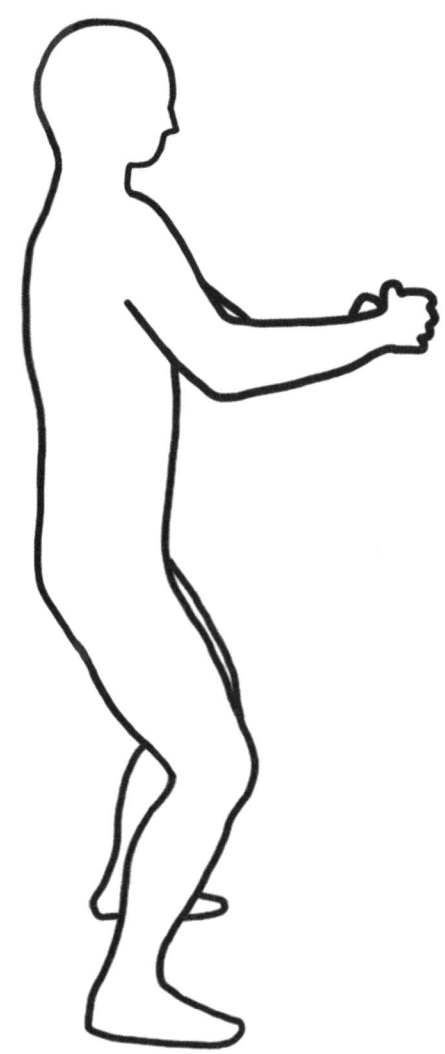

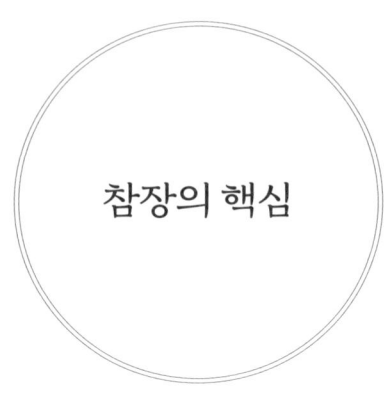

참장의 핵심

참장의 목표는 바로 서는 힘을 키우고, 내부 순환을 활성화하는 것이다. 앞으로 이야기할 원리들은 바로 이 목표를 효과적으로 이룰 수 있는 몸과 마음의 상태를 만드는 방법이다. 움직이지 않고 가만 서 있는 것도 같은 이유다.

나는 참장의 핵심을 '깊고 옹근 호흡과 몸 그리고 마음'이라고 정의한다. 그 의미를 이해하기 위해 참장 운동의 가장 큰 특징부터 이야기하려고 한다. 큰길을 알고 시작하면 참장으로의 여행에서 길을 잃을 확률이 줄어들고, 잘못되었을 때 쉽게 되돌아올 수 있기 때문이다.

관절을 연다

　관절을 연다는 것은 뼈와 뼈가 만나 만드는 공간을 확장한다는 의미다. 예를 들어 팔꿈치나 무릎을 쭉 편 상태가 닫힌 관절이라면, 살짝 굽힌 상태가 열린 관절이다. 참장은 의식적으로 척추를 포함한 우리 몸의 대부분의 관절들을 열린 상태로 만든다. 참장 특유의 엉거주춤한 자세는 관절을 이루고 있는 공간을 확장하면서 만들어진다.

　이렇게 하면 크게 두 가지 효과가 있다. 하나는 관절을 불안정한 상태로 만드는 것이다. 짐볼 위에 올라가서 중심을 잡기 위해 애쓰는 것처럼, 관절이 불안정해지면 우리 몸은 안정된 상태를 회복하기 위해 애를 쓴다. 나는 의식적으로 불안정성을 만들고, 몸은 본능적으로 안정된 상태를 회복하려고 한다. 이 과정에서 안정된 자세를 유지하는 근육과 인대가 강화된다. 우리가 자세유지근 혹은 코어근육이라 부르는 근육도 여기에 포함된다.

　두번째 효과는 관절 내부의 순환 개선이다. 관절을 연 다음 참장을 통해 주변의 근육들이 수축과 이완을 반복하면, 마치 펌프질을 하는 것과 같은 효과가 난다. 직접 혈액이 이르지 못하는 깊숙한 공간까지 순환이 활성화되면 관절 건강에 도움이 된다.

몸통을 늘인다

S자 모양의 척추는 중력에 의한 체중 부하를 효과적으로 이겨내기 위해 만들어진 구조다. 하지만 의자와 컴퓨터 그리고 스마트폰으로 인해 이 구조가 망가진 현대인들이 많다. 일차적으로는 목과 어깨, 등과 허리와 같은 부위의 통증이 발생하고, 더 나아가서는 내부 장기들의 기능에도 안 좋은 영향을 준다.

참장은 등을 펴고 목을 위로 빼고 허리는 아래로 늘어뜨리듯 움직여 마치 척추를 스트레칭을 하듯 늘인다. 몸통을 늘인다고 표현했지만 실제로는 척추를 늘이는 것이다. 이런 움직임은 척추라는 관절에서 앞서 말한 '관절을 여는 효과'를 낸다. 척추관절 자체가 건강해지고, 척추 주변의 자세유지근이 강화된다.

척추를 늘이면 몸통이란 공간 또한 아래위로 확장되는 효과가 일어난다. 이에 따라 그 안에 자리하고 있는 장기들 사이의 공간도 늘어난다. 여기에 호흡에 의한 압력의 이동과 호흡에 관여하는 근육들의 움직임이 마치 마사지하듯 체액의 순환을 활성화시킨다. 바로 서는 힘이 커지고 내부 순환이 활성되는 것은 이 과정을 반복하며 이루어진다.

이와 같은 참장 특유의 운동방식은 척추 주변의 근육과 몸통 내부의 순환 활성화란 효과와 함께 이 부위에 흐르는 경맥의 기능에도 긍정적인 효과를 준다. 경맥이란 우리 몸 위아래로 흐르는 기의 이동통로이다. 한의학의 경맥 시스템에는 오장육부와 이어진 12경맥 외에도 기경팔맥이라는 8개의 기능적 경맥이 존재한다. 한의학에서는 이 기경팔맥이 마치 댐처럼 12경맥이란 강물의 흐름을 조절하는 데 관여하고, 그 경맥이 흐르는 부위의 기능에도 영향을 준다고 생각한다.

참장의 자세와 호흡은 기경팔맥 중에서도 특히 몸통의 전면에 위치한 임맥任脈과 후면의 독맥督脈 그리고 충맥衝脈과 대맥帶脈의 기능을 활성화하는 데 효과적이다. 임맥과 독맥, 충맥은 회음혈에서 같이 시작한다. 임맥은 몸통 전면의 중앙으로, 독맥은 후면의 척추를 따라 위로 흘러가고, 충맥은 발에서 머리까지 상승한다. 대맥은 이름에서 알 수 있는 것처럼 허리띠처럼 횡으로 흐른다. 한의학에서는 이 네 경맥의 흐름을 조정하면 다음과 같은 질환을 치료하는 데 도움이 된다고 생각한다.

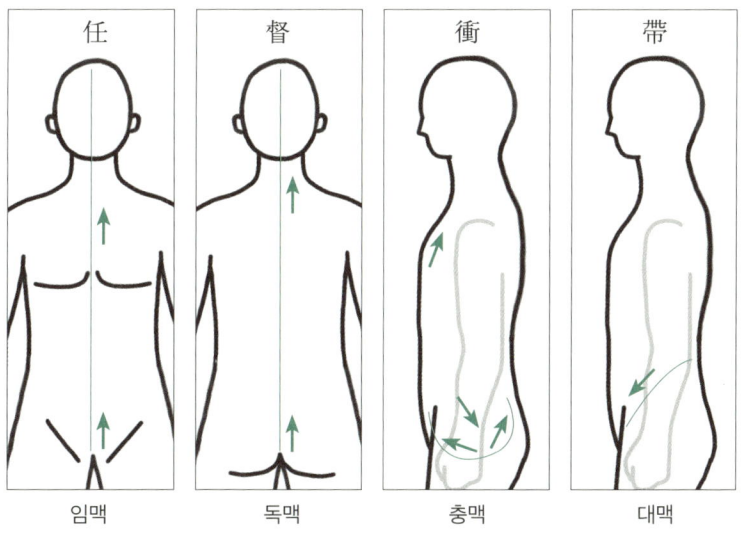

임맥	아랫배가 땅기고 아픈 증상, 배 속에 생긴 덩어리, 비뇨생식기계 · 호흡기계 · 위장 · 인후부의 병
독맥	척추가 뻣뻣하고 아픈 증상, 각궁반장, 정신병, 탈항, 자궁하수, 소변이 잘 나오지 않는 증상, 아랫배가 땅기고 아픈 증상, 머리와 목 그리고 등과 허리의 통증
충맥	뱃속이 땅기고 기운이 아랫배에서 위로 치밀어오르는 증상, 배 속이 땅기고 부풀고 아픈 증상, 비뇨생식기계 질환, 유방의 통증, 임신과 성장의 문제
대맥	배와 허리 부위가 차갑게 느껴지는 증상, 허리가 늘어지듯 힘이 없는 증상, 요통, 비뇨생식기계 질환

최용태 외, 『침구학(상)』 집문당, 688-750쪽 참고.

경맥의 흐름과 증상을 살펴보면 그 흐름과 관계된 몸통 내부의 장기나 해부학적 구조물과 유관하다는 것을 알 수 있을 것이다. 앞서 이야기한 대로 한의학에서 보는 몸은 경맥과 근육 그리고 내부 장기가 서로 영향을 주고받는 피드백 시스템이기 때문이다.

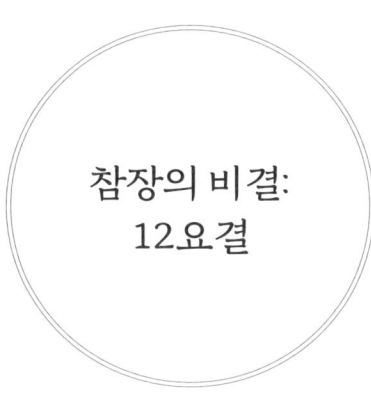

참장의 비결: 12요결

 운동은 뇌에 지도를 그리는 일이다. 반복을 통해 근육과 신경 그리고 우리 몸을 총괄하는 뇌에 그 원리를 반복적으로 새겨야 한다. 여기서 중요한 것은 몸과 뇌는 쌍방향 통신을 한다는 것이다. 몸의 자세를 통해 뇌에 신호를 주고, 생각을 통해 만들어진 이미지가 몸에 신호를 준다.

 같은 운동을 해도 겉으로 보이는 모습은 모두 다르다. 각자 체형과 성격이 다르기 때문이다. 하지만 이 다름 속에도 지켜야 할 일정한 룰이 있다. 이것을 잘 지키면서 자세를 취하고 움직여야 잘할 수 있고 폼이 난다. 고수와 하수의 차이는 이 룰을 얼마나 자신의 몸에 완벽하게 구현하는가에 달려 있다.

 태극권은 다양한 동작으로 이루어진 움직이는 운동이고, 12요결이란 태극권의 룰이자, 오랫동안 태극권이 전해 내려오면서 만들어진 공개된 비법이다. 그런데 흥미롭게도 움직이지 않고 가만히 서서 하는 참장에 태극권의 룰을 적용해도 너무나 잘 들어맞는다. 솔직히 말하면 더 이상 덧붙일 것이 없다고 느낄 정도다. 어느 날 아침, 참장을 서다가 찾아온 이 발견의 기쁨을 이 책을 읽는 사람들도 느끼길 바란다. 태극권을 배울 생각이 있는 사람들은 참장을 통해 12요결을 몸으로 익혀둬도 좋을 것이다.

참장을 할 때 바로 자세를 취하기보다, 먼저 머릿속으로 12요결을 하나씩 떠올리며 그 이미지를 그려보길 권한다. 자세는 근육에 의해 만들어지지만, 근육의 움직임을 조절하는 것은 신경계다. 그리고 이 신경계의 총사령관이 바로 뇌다. 요결을 이미지화하는 것은 뇌라는 도화지에 선을 긋는 것과 같다. 한 번, 두 번 할 때는 별 효과가 없지만, 수백 번 반복하면 뇌에 선명한 선이 그어지게 된다. 뇌에서의 신경전달 루트가 확실하게 확보되는 것이다. 뇌에 확실한 그림이 그려지면 신경계를 움직여 그 이미지대로 근육을 조정한다. 반복을 통해 익숙해지면 참장을 서야겠다는 마음을 먹는 순간, 몸이 자동으로 반응하며 자세를 잡을 것이다.

처음에 참장을 시작하면 생각으론 다 될 것 같은데 몸이 말을 듣지 않는다. 어색하게 몸에 힘을 주고 말 그대로 그냥 서 있는 자신을 발견할 것이다. '내가 지금 뭐 하고 있는 거지?'란 생각이 들 수 있다. 당연한 일이다. 이 상태가 얼마간 지속될 것이다. 하지만 몸은 이미 변화하고 있고, 슬슬 몸에서 불필요한 힘이 빠지기 시작한다.

그러던 어느 날 12요결 중 하나가 선명하게 느껴질 것이다. '아하! 그게 이걸 말한 것이었구나!'라는 감탄과 함께 씩 웃으며 '난, 혹시 천재?'라는 생각을 할 수도 있다. 하지만 기쁨도 잠시, 다음날이면 그 감각은 거짓말처럼 사라질 수 있다. 지극히 자연스러운 현상이다.

12요결에서 설명하는 현상이 신체의 각 부분에서 하나씩 생겼다 사라지기를 반복할 것이다. 그러던 어느 날 발에서 허리 혹은 척추와 어깨같이 보다 큰 구역을 느끼게 될 것이고, 마침내 발에서 머리까지 온몸이 하나의 선으로 이어진 감각을 갖게 될 것이다. 여기까지 오는 데 앞서 말한 것처럼 100일(× 10분 = 약 17시간) 정도가 걸린다. 이 감각을 느꼈다면 당신은 참장에 중독될 준비가 된 것이다.

재밌는 것은 이렇게 만들어진 자세가 꾸준히 변화한다는 점이다. 참장을 지속하면 완벽했다고 생각했던 구조가 어느 날 무너지고 재구성되는 것을 느끼게 된다. 모든 운동이 그렇듯 참장 또한 숙련도가 올라갈수록 세세한 부분에 변화가 생기기 때문이다. 이만하면 다 되었다고 생각했는데, 며칠 후면 새로운 감각이 생기고, 몸이 그에 반응해서 변화한다. 반복을 통해 몸의 저항들이 사라지고 뇌에 선명한 그림이 그려지면, 스스로의 몸에 대한 인식이 변화한다. 어쩌면 평생 있는지 없는지도 모르고 살았을 내 몸을 하나씩 알아간다는 것은 참장이 주는 또 하나의 선물이다.

이제 12요결 속에 담긴 참장의 기법을 하나씩 풀어가보자.

〈실제 참장의 구조를 만드는 순서〉

어깨너비로 다리를 벌리고, 마음과 몸을 느슨하게 한다. - 심신방송心身放鬆

꼬리뼈를 가운데 바르게 둔다. - 미려중정尾閭中正

정신을 내 몸에 집중한다. - 허령虛靈

허리를 느슨하게 하여 아래로 떨어뜨리고 무릎을 살짝 굽힌다. - 송요 송요곡슬鬆腰曲膝

넓적다리를 둥글게 만들 듯하며 골반을 외전한다. - 원당圓襠

발에서 다리를 타고 골반과 허리를 거치면서 척추를 타고 위로 올라오는 힘을 인지한다.

이 힘을 파도를 타듯 하면서 팔을 가볍게 들어올린다.

등을 펴고 목을 위로 당기듯 흉추와 경추를 늘이면서 턱을 살짝 당긴다. - 함흉발배含胸拔背 정경頂勁

위로 차올라왔던 힘이 아래로 내려가는 흐름을 타고, 사타구니를 의자에 앉듯 가라앉힌다. - 좌과坐胯

어깨와 팔의 불필요한 힘을 빼고 가볍게 내려놓는다. - 침견수주沈肩垂肘

체중이 실리는 곳과 그렇지 않은 곳을 구분하면서 자세를 점검한다. - 허실분청虛實分淸

천천히 그리고 깊이 숨을 들이쉬고 내쉰다. - 기침단전氣沈丹田

호흡을 따라 계속 일어나는 몸의 변화를 관찰하고, 미세하게 자세를 조정해나간다. - 상련부단相連不斷

참장의 구조선을 따라 상체와 하체가 하나로 이어짐을 확인한다. - 상하상수上下相隨

몸과 마음이 편안하고 안정된다. - 내외상합內外相合

눈을 뜬 상태로 명상하듯 몸과 마음을 관조한다.

이 모든 과정이 물 흐르듯 자연스럽게 이어지면서 이루어진다.

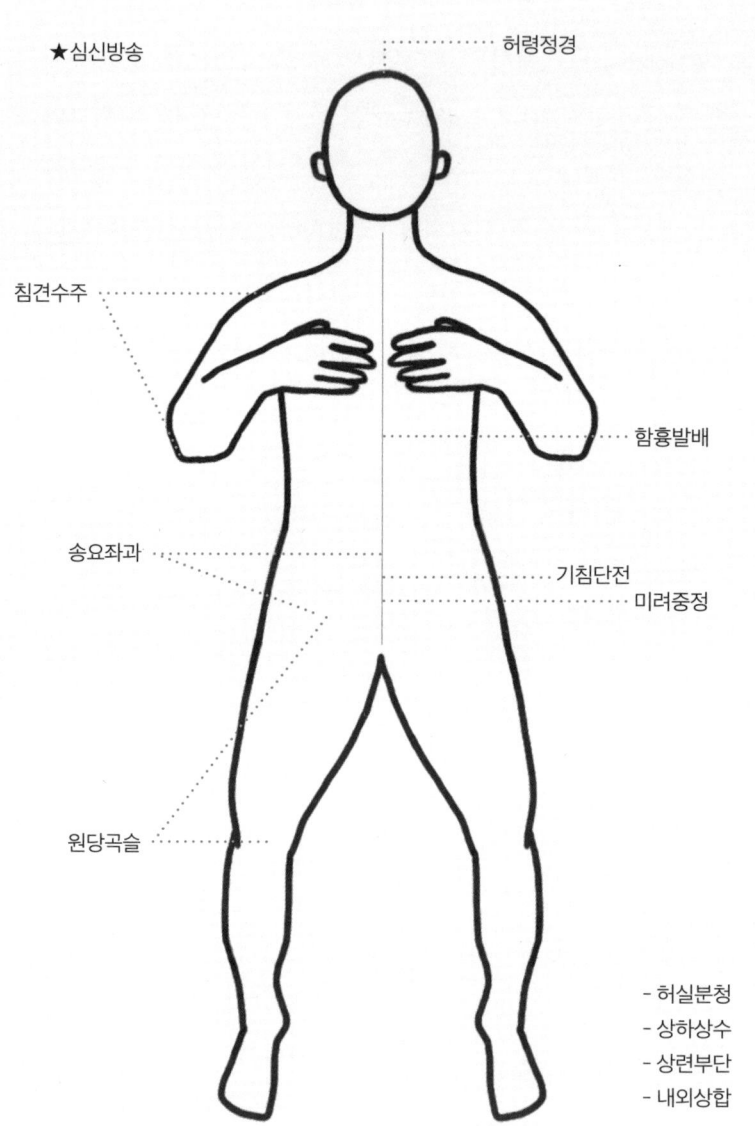

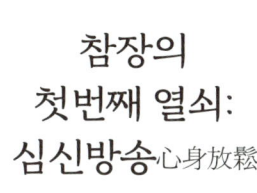

참장의 첫 번째 열쇠: 심신방송 心身放鬆

마음과 몸을 느슨하게 한다.

태극권을 배우면서 선생님께 가장 많이 들었던 말은 두 가지였다.

"어깨 힘 빼."

"너무 잘하려고 하지 마."

'딱히 가진 것도 내세울 것도 없는데 나는 왜 어깨에 힘을 주고 있지? 평생을 잘해야 한다는 강박과 잘하고 있다는 착각 속에서 살아온 걸까?'

몸에 둔한 사람에게 운동은 곧 철학적 고민으로 이어진다.

'나는 어떤 존재이고, 왜 여기서 이러고 있단 말인가.'

'심신방송'을 글자대로 풀면 '마음과 몸을 송鬆의 상태에 놓는다'라고 할 수 있다. 한의학을 한 마디로 말하면 '기'이고, 펼치면 '음양오행'인 것처럼, 참장의 비결은 한 마디로 하면 '송'이고, 이것을 풀면 '12요결'이라고 할 수 있다.

참장은 움직이지도 않고 상대와 실력을 겨루지도 않는다. 고독하긴 하지만, 움직이지 않으니 비교적 쉽고, 남과 비교할 일이 없으니 마음을 편하게 먹어도 좋다. 우리는 심오한 '도道'의 상태에 이르거나 무술 고수가 되기 위해 참장을 하는 것이 아니다. 단지 잘 서고 건강하게 사는 것이 목표라는 것을 잊지 말기 바란다. 나도 선생님을 따라서 한 마디 하겠다.

"처음부터 너무 잘하려고 하지 맙시다."

'송'의 의미를 가장 잘 표현하는 것은 '느슨하다'라는 말일 것이다. '느슨함'을 '이완'이라고 여기기 쉽다. 하지만 이완은 과도한 긴장 상태에서 내려오기 위한 일종의 수단이다. 한쪽으로 기운 나무를 끈을 묶어 반대쪽으로 당기는 것처럼, 늘 긴장 속에 있는 현대인에게 이완은 신경계의 균형을 회복하는 훌륭한 수단이다.

느슨함은 이완과는 조금 다르다. 불필요한 긴장은 내려놓지만 그렇다고 해서 내 의지마저 내려놓는 것은 아니다. 느슨함은 연체동물처럼 흐물흐물하거나 힘없이 축 늘어진 상태와는 전혀 다르다. '송鬆'의 한자를 보면 위는 '터럭(髟)'처럼 가볍게 날리지만, 아래는 '소나무(松)'가 든든하다.

그러면 마음의 느슨함이란 어떤 상태일까? 앞서 말한 너무 잘하려는 마음이 가장 대표적인 긴장 상태다. 우리는 너무나 타인의 시선과 평가에 길들여져 있다. 잘하려는 마음은 중요하지만, 그것에 사로잡히면 몸에 힘이 들어간다. 아무도 참장을 못한다고 뭐라고 하지 않으니 안심하자.

그렇다고 그냥 멍해서도 안 된다. 멍한 상태는 방향을 잃은 일종의 방황이다. 뇌에 가해지는 과부하를 잠시 떨어뜨릴 수는 있지만, 목적을 향해 움직이는 운동에는 맞지 않는다. 현대인에게 '멍 때리기'가 필요한 것은 자극과 정보에 과다하게 노출되어 있기 때문이다. '멍 때리기'는 신경계와 정신에 문제가 생기는 것을 막기 위한 일종의 고육지책이다.

마음의 느슨함은 이런 긴장과 멍한 상태에서 벗어나 몸을 명료하게 인지하는 상태에 가깝다. 마치 산 위에 올라 주변의 경관을 바라보듯, 마음의 여유를 갖고 머리부터 발까지 몸 전체를 바라보는 상태가 바로 마음의 느슨함이다.

몸의 느슨함은 무엇일까? 참장은 바로 서는 힘을 키우는 운동이다. 이때 가장 큰 영향을 주는 힘은 바로 중력이다. 적을 알고 나를 알면 위태롭지 않다는 손자의 말처럼, 중력을 이겨내기 위해서는 먼저 몸으로 느껴봐야 한다. 중력에 순응하면서 이 힘이 어떻게 작용하는지를 알아보는 것이다.

발 안쪽의 간격이 자신의 어깨너비만큼 되게 벌리고, 팔을 아래로 가만히 떨어뜨리고 무릎을 펴고 편안히 선다. 그리고 천천히 숨을 쉬면서 날숨을 따라 몸의 불필요한 긴장이 빠져나간다고 생각한다. 풍선에서 바람이 빠지듯 말이다. 처음 몇 번은 입으로 숨을 내쉬어도 괜찮다. 어깨가 들썩이며 숨을 쉬겠지만, 점점 어깨가 무거워지면서 호흡이 깊어질 것이다. 점차 손의 무게가 느껴지고, 발바닥이 땅과 닿아 있다는 느낌이 들 것이다. 이 순간이 참장이란 운동의 첫 단계이고, 참장 고유의 자세를 취할 준비가 완료된 상태다.

한마디로, 불필요한 긴장에서 내려와 몸과 마음이 언제든 내 의지에 맞게 반응할 수 있는 깨어 있는 상태가 '심신방송'이다. 이것은 마치 다양한 무술에서 이야기하는 자연체自然體와도 서로 통한다. 마음과 몸에 군더더기가 없으면, 상대의 움직임에 언제든 민첩하게 대응할 수 있다.

참장은 '송'에서 시작해서 12요결로 나뉘었다가 다시 '송'으로 돌아온다. 그런 만큼 심신방송은 운동을 지속하면서 다양한 의미로 다가올 것이다. 하지만 참장의 문을 여는 첫 열쇠의 역할은 이 정도면 충분하다고 생각한다.

참장의 두번째 열쇠: 미려중정 尾閭中正

꼬리뼈를 가운데 바르게 둔다.

가운데 바르게[中正] 둔다는 것은 알겠는데, '미려'란 말이 낯설다. 참장을 할 때는 이것을 '꼬리뼈'라고 생각해도 전혀 무리가 없다. 하지만 참장의 숙련도가 깊어졌을 때를 대비해서 '미려'란 단어에 대해 한 걸음 더 들어가보겠다.

『동의보감』의 본문 맨 첫 페이지에는 신형장부도란 그림이 떡 하니 등장한다. 코를 벌름거리고 입을 헤 벌리고 있는 모습은 조금 우습게도 보인다. 하지만 허준이 아무 생각 없이 왕의 명령으로 만든 책의 맨 앞에 그려넣지는 않았을 것이다. 이 한 장의 그림은 한의학에서 중요하게 생각하는 살아 있는 인간의 기능적 해부도다. 또한 이를 통해

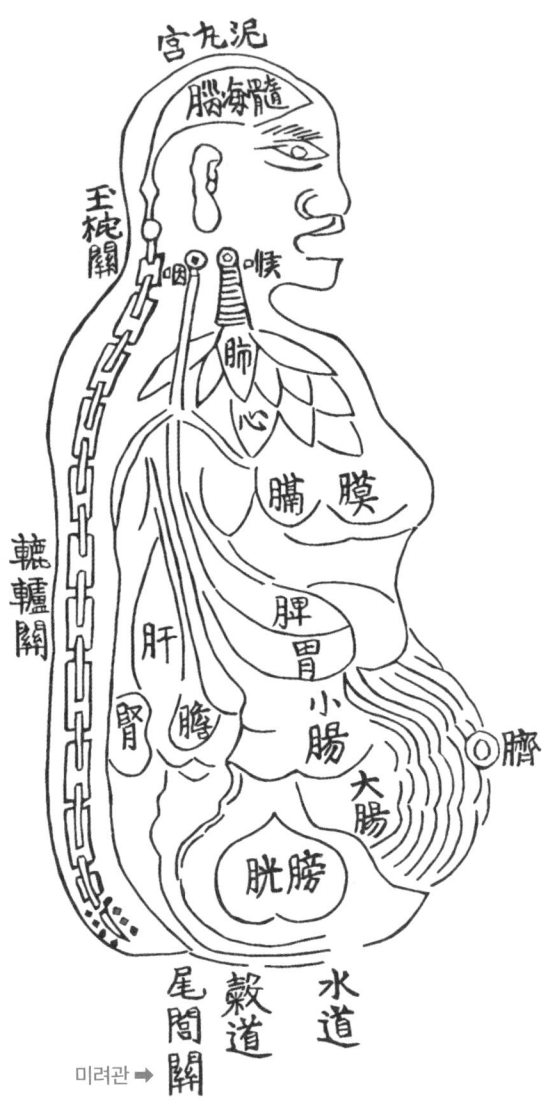

신형장부도가 인체의 정면이 아닌 측면을 표현한 것은, 기의 흐름을 나타내기 위해서였다.
이를 통해 한의학이 인체 기능을 중시하는 의학임을 알 수 있다.

당시 조선의 지식층과 허준을 포함한 『동의보감』의 편집에 참여한 의사들이 도가의 양생술養生術에 관심이 많았음을 알 수 있다.

그림을 좀 더 살펴보면 척추를 따라 아래에서부터 미려관, 녹로관, 옥침관이라는 글자가 쓰여 있는 것을 알 수 있다. 척수를 따라 뇌척수액이 흐르는 척추가 일종의 도로라면 이 세 곳은 일종의 관문 역할을 한다고 여겼다. 참장을 꾸준히 하다보면 몸통 안에서 압력의 이동을 느끼게 될 것이다. 그때 위의 세 부위에서 발생하는 현상을 관찰하면, 왜 '관문'이라 표현했는지 자연스레 알게 될 것이다.

하지만 참장을 처음 시작할 때는 '미려'는 일단 꼬리뼈라고 생각하자. '꼬리뼈를 가운데 바르게 둔다'는 것은 두 가지 공간적 의미가 있다. 우리 몸이 평면이 아니라 입체이기 때문이다.

첫째는 말 그대로 꼬리뼈가 가운데 온다는 말이다. 무릎을 굽힌 정도가 좌우가 다르거나, 골반이 틀어지면 꼬리뼈의 연장선은 몸의 가운데를 벗어나, 왼쪽이나 오른쪽 어느 한쪽으로 치우치게 될 것이다. 몇 발짝 떨어져서 몸 전체를 보면 앞이나 뒤에서 몸을 봤을 때 척추가 좌우로 틀어지지 않고 일자로 곧게 서는 것을 의미한다.

두번째는 꼬리뼈를 앞으로 당기듯 말아올려 몸통 가운데로 끌어온다는 의미가 있다. 이 동작은 뒤에 설명할 '송요좌과' '원당곡슬'의 움직임과 어울려서 일어난다. 꼬리뼈가 이렇게 움직이면 자연스럽게 허리가 아래로 늘어나면서 펴진다는 느낌이 난다. 이와 동시에 뒤에 설명할 12요결 중 '허령정경'과 '함흉발배'가 순차적으로 일어나면, 목뼈와

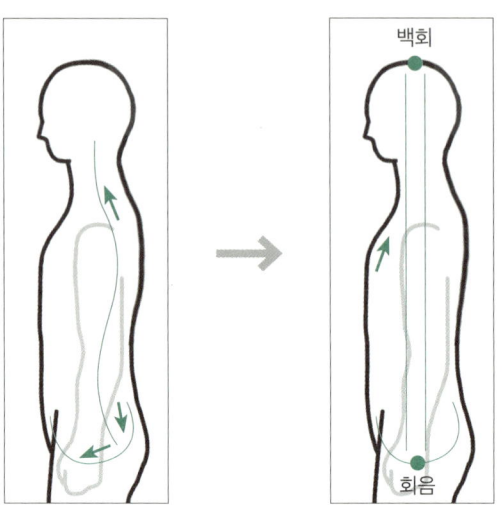

중력에 의해 눌리고 있는 척추를 스트레칭하듯 아래위로 늘여서 일자의 형태에 가깝게 만든다.
이렇게 척추를 정렬하면 백회혈에서 회음혈을 잇는 몸통을 관통하는 가상의 선이 인지된다.
이 선은 감각으로 느껴지기도 하지만, 척추의 정렬과 함께 생각으로 이미지화하는 것이기도 하다.
'미려중정'의 진짜 의미는 바로 이와 같은 몸의 중심선을 세우는 데 있다고 생각한다.

등뼈가 쭉 펴지면서 척추 전체가 스트레칭하듯 늘어난다. 물론 이렇게 한다고 해서 척추가 완전히 곧은 일자가 되는 것은 아니다. 그런 이미지를 떠올리면서 움직일 뿐이다.

척추를 이렇게 늘여 펴면 앞서 말한 것처럼 두 가지 이점이 있다. 첫째로, 기지개를 켜듯 몸통이 쭉 펴지게 된다. 공간이 확장되는 것이다. 공간의 확장은 몸통 내부에 자리하고 있는 장기들을 붙들고 있는 결합조직을 스트레칭해주는 효과를 낸다. 여기에 호흡을 통해 만들어진 압력이 더해져, 장기들을 마사지하고, 막과 근육과 인대와 같은 몸속 조직들을 운동시킨다.

둘째로, 척추가 강화된다. 척추를 일자로 늘여 펴기 위한 노력을 하지만, 실제 참장을 서는 동안 그 상태로 고정되지 않는다. 관성이 있기 때문이다. 본래의 S자 커브와 일자를 왔다 갔다 하는 듯한 움직임이 일어난다. 이 움직임은 척추에 부착된 근육과 인대를 탄력 있고 튼튼하게 만든다. 척추가 바로 서면 직립의 프레임이 강화되는 것은 물론이고, 여기에 매달려 있는 장기들의 기능에도 좋은 영향을 줄 수 있다.

그럼 누군가는 이렇게 물을지도 모른다. 그럼 일자목과 일자허리가 좋은 것인가? 당연히 아니다. 일자목과 일자허리는 본래 상태를 회복할 수 있는 힘을 잃고 구조가 망가진 상태다. 마치 탄성을 잃고 늘어진 용수철과 같아서 제 기능을 할 수 없다. 이런 경우 참장을 하면 서서히 회복되지만, 경험으로 보면 구조적 문제가 심한 경우에는 초반에 통증이 증가하기도 한다. 척추의 구조적 문제로 일상생활이 불편할 정도라면, 치료나 구조의 회복을 돕는 운동을 통해 정상적인 척추구조를 바로잡는 것을 병행하는 편이 좋다.

몸과 마음을 편안히 내려놓고, 꼬리뼈를 바르게 위치시켜 중심선을 잡는 것은 12요결의 바탕이고 기본이다. 이제부터는 좀 더 세부적으로 몸의 각 부분을 조정할 것이다. 숲도 보고 나무도 봐야 길을 잃지 않고 목표한 곳에 도착할 수 있다. 마냥 열심히 오래만 한다고 잘되란 보장은 없다. 성실함은 중요한 미덕이지만, 제대로 된 방향을 잡고 방법을 아는 것 또한 매우 중요하다.

참장의 세번째 열쇠: 송요좌과松腰坐胯와 원당곡슬圓襠曲膝

태극권 12요결에서는 '송요좌과'와 '원당곡슬'로 표현했지만, 참장에서는 글자의 조합을 다시 하는 것이 동작의 이해에 도움이 된다. '송요곡슬'과 '원당좌과'.

허리를 느슨하게 하여 아래로 떨어뜨리고, 무릎을 굽힌다.
넓적다리를 둥글게 만들 듯하며 골반을 외전하고, 의자에 앉듯 사타구니를 가라앉힌다.

참장이 중력을 이겨내고 바로 서는 힘을 키우는 운동이라는 점에서 세번째 열쇠는 매우 중요하다. 힘은 허리와 하체에서 나오기 때문이다.

이번 열쇠는 문장을 분해하고 다시 조립해야 좀 더 분명하게 알 수 있다. 지금까지의 내 경험으로 보면 실제 참장을 할 때 송요 → 곡슬 → 원당 → 좌과의 순으로 동작이 일어나기 때문이다. 다시 말해, 허리를 느슨하게 한다 → 무릎을 굽힌다 → 넓적다리를 둥글게 한다 → 사타구니를 앉힌다. 이 움직임이 호흡과 맞물려 쏙 일어날 때의 몸의 감각은 상당히 즐겁다.

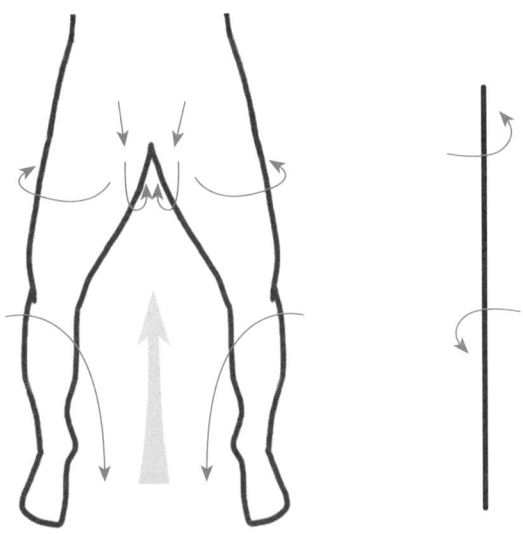

참장의 움직임은 허리와 골반 그리고 다리에서 시작한다.
앞서 설명한 미려중정의 연장선에서 허리를 늦추면서 발생한, 아래로 내려가는 힘에 의해 자연스럽게 무릎이 굽혀진다. 이 힘은 다시 발로 내려가 지면과 만나면서 위로 올라오는데, 이 힘을 받아 자연스럽게 골반을 바깥쪽으로 돌려준다.
서퍼가 파도를 타듯, 몸에 일어난 흐름을 타고 신체 각 부위를 조정한다.

송요 → 곡슬(숨을 내쉰다)

발을 어깨너비로 벌리고 서서 몸과 마음을 느슨히 한다. 숨을 천천히 내쉬면서 그 흐름을 타고 허리의 긴장을 늦추면서 꼬리뼈가 아래로 떨어지듯 움직인다. 허리를 느슨하게 하면서 다리로 내려가는 힘이 발뒤꿈치에서 앞쪽으로 체중 이동을 일으킨다. 이 과정에서 무릎은 자연스레 굽혀진다.

이 움직임은 매우 중요한데, 무릎을 먼저 굽히면 주저앉는 자세가 되기 쉽기 때문이다. 주저앉듯 하면 다리의 힘으로 버티며 서기 쉽다. 하체 근육이 단련될지는 몰라도 참장의 효과는 거두지 못한다. 잘못하면 무릎관절을 다칠 수도 있다. 참장을 하고 났는데 무릎이 아프고 그 정도가 점점 심해진다면 자세를 점검해야 한다.

참장의 동작은 전체가 흐름을 타고 자연스럽게 이루어진다는 것을 강조하고 싶다. 부분을 완성하고 하나로 이을 수도 있지만, 처음부터 연결된 하나의 흐름으로 익히는 것이 더 효과적이다. 숨을 내쉬면서 허리의 힘을 빼서 꼬리뼈가 아래로 떨어지듯 움직여 허리를 느슨하게 하면, 그 힘이 무릎으로 전달되면서 자연스럽게 살짝 굽혀지는 것이다. 참장은 구조로 서는 것이지 근육에 힘을 줘서 억지로 서는 것이 아니다.

곡슬 → 원당(숨을 들이쉰다)

무릎이 굽혀지면서 허리에서부터 내려온 힘이 발바닥까지 전해진 것이 느껴지면, 숨을 들이마시기 시작한다. 들숨의 리듬을 타고 발에서부터 다리를 타고 위로 올라오는 힘을 이용해 골반을 외전하면서 살짝 일어선다. 말이 일어서는 것이지 무릎의 각도에는 큰 변화가 없다. 예민한 사람은 허리에서 다리를 타고 발까지 내려간 힘이 지면에서 공이 튀는 것처럼 올라오는 것을 느낄 수도 있을 것이다. 이 힘을 이용해 골반을 외전시키기 때문에 살짝 일어선다는 느낌이 드는 것이다. 외전이란 바깥 방향으로 회전시킨다는 의미다. 고관절을 이용해 골반의 앞쪽을 바깥쪽으로 넓힌다는 느낌으로 회전시키면, 양 넓적다리는 마치 알파벳 'O'처럼 둥근 모양을 만든다. 발에서부터 올라온 이 힘은 호흡의 흐름을 타고 척추를 타고 쭉 올라간다. 이 흐름을 타고 뒤에 이야기할 상체의 구조를 만든다.

원당 → 좌과(숨을 내쉰다)

골반을 외전시키면서 살짝 일어나듯 움직인 후 다시 천천히 숨을 내쉰다. 내쉬는 숨을 따라 힘을 빼면서 허리를 고관절 위에 내려놓는 것처럼 느슨하게 한다. 허리와 골반 전체가 의자에 앉듯 가라앉는다는 느낌이 들 것이다. 이와 동시에 꼬리뼈를 회음혈 방향으로 당기듯 말아 올리면 사타구니 부근이 자연스럽게 가라앉는다. 의자나 바닥에 앉는 것을 의미하는 한자 '앉을 좌坐'는 이 과정에서 일어나는 사타구니의 움직임을 정확하게 표현한 말이다.

이렇게 구분해서 말은 했지만 실제로는 호흡을 따라 동작들이 하나의 흐름으로 이어진다. 허리를 아래로 떨구듯 느슨하게 하면서 생긴 힘을 받아 무릎을 밀어내듯 굽히고, 지면까지 내려갔다가 튕기듯 올라오는 힘을 받아 골반을 외전시키면서 올라가고, 다시 꼬리뼈를 말아올리듯 하면서 사타구니가 살포시 가라앉는다. 여기까지 하면 탄력적이면서도 안정된 하체와 허리 그리고 척추의 프레임이 완성된다.

여기서 확인하고 넘어갈 것이 있다. 하나는 다리에 존재하는 상반된 힘의 방향이다. 그림에서 보면 알겠지만 골반은 외전시키지만, 아래 다리는 땅과 수직으로 만나야 한다. 그렇다면 무릎 이하에서는 밖으로 회전하는 힘과 반대되는 힘이 있어야 한다. 즉, 무릎을 기준으로 위쪽은 바깥쪽으로, 아래쪽은 안으로 돌리는 힘이 존재하고 이 둘 사이의 균형선이 만들어진다. 이런 이미지를 가지고 무릎 아래의 다리가 땅과 직각으로 서게 한다.

이와 함께 참장을 서는 근본적인 이유를 잊어서는 안 된다. 불필요한 긴장을 풀고, 관절들을 연 상태로, 다리와 골반, 허리와 척추로 이어지는 구조를 만드는 것은 서는 힘을 키우기 위해서라는 것이다. 주저앉으면 안 된다. 참장은 무게를 가해서 하체의 근력을 키우는 운동이 아니라, 아래로 떨어지는 중력의 힘을 이용해서 위로 오르는 힘을 키우는 것이다. 반복적으로 강조하는 것은 많은 사람들이 이 부분을 놓치기 때문이다.

참장을 서는 데 늪에 빠진 것 같은 느낌이 든다면, 이것은 잘못된 것이다. 중력을 몸으로 느끼는 과정에서 아래로 쭉 가라앉는 느낌을 일시적으로 가질 수 있지만, 그 이후에는 몸은 바로 서고 위로 확장되는 느낌이 있어야 한다. 그렇다고 풍선처럼 위로 둥둥 뜨는 것이 아니다. 마치 한 그루의 나무처럼 뿌리는 견고한 상태에서 위로 뻗는 것이다. 나무가 뿌리를 땅속 깊이 내리는 것은 하늘 높이 자라기 위해서라는 것을 잊지 말자. 몸과 마음을 느슨히 해서 중력에 순응하고 그 힘을 느끼는 것은, 서는 힘을 키우기 위해서다.

참장의 네번째 열쇠: 허령정경虛靈頂勁와 함흉발배含胸拔背

네번째 열쇠는 머리와 상체를 어떻게 해야 하는지를 설명한 것이다. 허리를 느슨하게 하는 데서 시작된 힘의 이동은 들이마시는 호흡과 함께 골반을 외전하는 흐름을 타고 척추를 따라 위로 올라온다. 이 올라오는 힘의 이동을 타고 가면서 '허령정경'과 '함흉발배'는 이루어진다.

**마음을 비우고 정수리를 굳세게 한다.
가슴을 넣고 등을 뽑는다.**

문구만 보면 마치 판타지 소설이나 무협지의 한 구절처럼 현실감이 없는 것 같지만, 실제 참장을 익히다보면 '아하, 이렇구나!' 하게 된다. 저렇게밖에 표현할 수 없었던 옛사람들을 이해하게 될 것이다. 글에 담긴 뜻을 하나씩 몸으로 알아가는 것은 참장이 가진 또 하나의 매력이다.

먼저 '마음을 비운다'는 자주 듣는 말이다. 수많은 자기계발서와 명상과 종교 관련서에서 한결같이 전하는 메시지다. 하지만 참장은 무념무상이나 욕망으로부터의 자유와 같은 고차원적인 비움의 경지를 추구하지 않는다. 지속해서 힘이 쌓이면 이와 같은 변화도 일어나지만, 일단은 우리의 일차적인 목표는 좋은 건강에 있음을 잊지 말자.

나는 참장에서 '마음을 비운다'는 말이 보고, 듣고, 맛보고, 냄새 맡는 머리에 위치한 감각기관과 연관이 있다고 생각한다. 우리가 경험하는 세상이란 것은 감각기관을 통해 들어온 자극을 뇌가 해석한 결과물이다. 이를 두고 어떤 사람들은 뇌가 만든 환상이라고도 표현한다.

참장을 할 때는 외부로부터 들어오는 자극을 줄이고, 가능한 감각과 생각을 내 몸에 집중하는 것이 좋다. 하루에 딱 10분. 자의 반 타의 반으로 하루 내내 시달려야 하는 자극의 홍수와 의식의 분산에서 적극적으로 벗어나는 시도를 해보자. 그리고 천천히 호흡하면서 온전히 가만있어 보는 거다. 마음을 비우라는 말은 지금이란 시간과 나라는 사람에게 오롯이 집중하라는 말이 아닐까. 참장이 몸을 쓰는 운동이라는 관점에서도 이런 해석이 합리적이라고 생각한다.

태극권을 할 때 정수리에 연결된 밧줄이 머리를 당긴다고 생각하라는 말을 자주 듣는다. '정수리를 굳세게 한다'라는 말을 잘 나타낸 표현이다. 이것은 매우 쉽게 알 수 있다. 지금 당장 자신의 정수리 주변의 머리카락을 손으로 쥐고 위로 당겨보라. 목뼈가 위로 쭉 늘어나는 느낌이 들 것이다. 그럼 그냥 위로 늘리라고 하지 왜 '굳세다'는 말을 썼을까?

글자를 풀어보면 '勁 = 巠 + 力'이다. '경巠'은 모양에서도 알 수 있듯이, 주로 세로나 종적인 흐름을 나타낼 때 자주 쓰이는 한자다. 여기에 힘을 나타내는 '력力' 자가 더해졌다. 즉, 단순히 힘이 센 것이 아니라, 위로 상승하는 힘이란 의미를 품고 있다.

나는 이 '굳센' 모습을 가장 잘 보여주는 것이 바로 발레리나라고 생각한다. 발레리나는 목을 위로 빼 올린 듯한 모습으로 도도하게 청중을 바라본다. 마치 위에서 아래를 내려 보는 듯한 약간은 거만하기까지 한 모습. 이것이 바로 '정수리를 굳세게 하라'는 뜻이 아닐까. 발레는 턴과 점프가 많고 발끝으로 꼿꼿하게 선다. 이것을 제대로 하려면 인체의 중심선을 정확하게 잡아야 하고, 중력을 이겨내고 높이 뛰어오르기 위한 근육들을 강화해야 할 것이다. 이것은 참장과 공통된 부분이다. 발레리나의 도도하고 고고한 모습은 표정과 눈빛이 아니라 중력을 이겨내고 위로 오르는 직립인의 기세에서 나오는 것인지도 모른다.

이제 '가슴을 넣고 등을 뽑는다'라는 구절을 풀어보자. 이 말은 간단히 말하면 흉추를 늘여 빼라는 말과 같다. 등쪽으로 굽어 있는 흉추를 위로 쭉 펴면 어떻게 될까? 자연스럽게 가슴이 안으로 당겨지고, 등은 위에서 누가 흉추를 잡아 빼는 것처럼 펴질 것이다. 이것을 가장 쉽게 느끼려면 정수리의 머리카락을 손으로 쥐고 위로 쭉 잡아당긴 상태에서 턱을 살짝 안으로 당기면 된다. 다리에서 골반과 허리 그리고 척추를 타고 올라온 흐름을 타고 등과 가슴 그리고 목과 머리까지 구조를 완성하면, 참장의 세로 구조가 완성된다.

길게 설명했지만 '허령정경'과 '함흉발배'는 선생님의 단골 멘트로 정리할 수 있다.

"턱 당기고, 등골 펴고, 집중!"

참장의 다섯번째 열쇠: 침견수주沈肩垂肘와 기침단전氣沈丹田

어깨와 팔의 힘을 빼고, 숨을 천천히 깊이 들이쉬고 내쉰다.

알고 있을지 모르겠지만, 우리는 벌써 12요결 중 절반을 터득했다. 게다가 참장의 가장 중심이 되는, 발에서 머리를 이어지는 종적인 구조를 완성했다. 이제 그 커다란 뼈대에 살을 붙이고, 좀 더 다듬기만 하면 당신은 어엿한 참장인站椿人이다. 심기일전해서 끝까지 가보자.

'침견수주'를 글자대로 해석하면 '어깨를 가라앉히고 팔꿈치를 늘어뜨린다'라는 의미다. '어깨 힘을 빼라'라는 말은 거의 모든 운동에서 공통으로 강조한다. 심지어 직접 팔을 쓰는 스포츠에서도 강조한다. 힘껏 해도 부족할 것 같은데, 힘을 빼라고 하면 처음에는 잘 이해되지 않는다.

만약 지금 내 앞에 호랑이나 칼을 든 강도가 있다고 상상해보자. 우리 몸은 어떻게 반응할까? 사람에 따라 차이는 있겠지만, 일단 숨이 가빠지고 몸에는 잔뜩 힘이 들어가고 어깨가 위로 올라갈 것이다. 어깨에 힘이 들어가 있다는 것은 바로 내가 필요 이상으로 '긴장'하고 있다는 증거다. 위기 상황에서 도망갈 것인가 혹은 싸울 것인가를 두고 갈등한다. 문제는 많은 현대인들이 이런 투쟁 상태에 빠져 있다는 점이다.

적당한 긴장은 집중력을 높이고 운동의 효율도 높이지만, 과한 긴장은 몸과 정신의 움직임을 방해한다. 운동 선수들에게 이런 문제는 감정에 의해 발생하기도 하고, 체력이 떨어졌을 때도 생긴다. 운동하는데 어깨에 잔뜩 힘이 들어가 있다면 '멘탈'이 무너졌거나 연습이 부족했다는 의미일 것이다.

일시적인 스트레스는 건강에 긍정적인 요인으로 작용할 수 있다. 하지만 문제는 만성적인 스트레스다. 가랑비에 옷 젖듯 조금씩 몸과 정신을 파고들어 우리를 병들게 한다. 여기에 거북목으로 대표되는 문명인의 자세가 더해지면 정신적·신체적 긴장은 일상이 된다. 올라간 어깨와 허리의 통증, 얕은 호흡과 분노와 불안 그리고 만성피로의 상태에 빠지는 것이다. 이러한 일상화된 긴장이 바로 참장이 필요한 이유 중 하나다.

들이마시는 숨을 따라 다리에서 허리를 거쳐 척추를 올라가는 힘의 이동을 타고 팔을 가볍게 들어올린다. 그리고 내쉬는 숨에 어깨를 가볍게 내려놓는다. 팔의 모양은 두 가지로 할 수 있다. 하나는 손의 위치가 배꼽 아래 아랫배 정도에 위치하고 팔의 모양은 마치 큰 화분을 든 것처럼 한다. 다른 하나는 커다란 나무를 껴안듯이 하고 손의 위치를 가슴 높이(양 젖꼭지를 잇는 높이 정도)에 둔다. 실제 참장을 해보면 팔의 자세에 따라 전체적인 구조가 미묘하게 변화하는 것을 느낄 수 있다.

일반적으로 참장은 손을 가슴 높이까지 들어올린다. 하지만 몸에 불필요한 힘이 많이 들어간 상태에서 팔을 그 높이로 들어올리면, 팔을 신경 쓰느라 애써 만든 참장의 프레임이 깨지는 경우가 많다. 그래서 초기에는 들이쉬는 호흡을 따라 가슴까지 들어올렸다가 숨을 내쉬면서 팔을 아래로 내려뜨려 양손이 아랫배 높이 정도만 오게 하면 좋다. 팔을 가슴 높이로 올리거나 아랫배 높이로 내리면서 그 차이를 느끼며 참장을 할 수 있다. 팔을 들어 올릴 때는 들숨이 만드는 몸통 속 압력의 이동에 맞춰 올리고, 내릴 때는 날숨에 맞춰 내린다.

많은 현대인들이 가슴에 압력이 몰려 있고, 어깨의 긴장이 심한 점을 생각하면, 편하게 내려놓고 시작하는 것이 오히려 더 효과적일 수 있다. 물론 이것은 어디까지나 개인의 선택이다. 다만 참장을 하면서 어깨가 뻐근하거나 팔이 힘이 든다면, 억지로 들고 있는 것이니 편하게 내려놓길 바란다. 서두르지 않아도 아래서부터 쌓인 힘이 팔을 들어올리는 날이 올 것이다.

어깨와 팔꿈치 그리고 기의 움직임이 아래로 가라앉는 것은 앞서 이야기한 네 개의 열쇠를 잘 구현하면 자연스럽게 이루어진다. 이 상태에서 편하게 호흡하면 점점 어깨가 묵직하게 눌리듯 내려가고 팔꿈치는 아래로 늘어진다. 시간이 지나면서 호흡이 만들어내는 압력의 이동도 점점 아래로 내려가고 몸통 전체로 호흡하는 듯한 느낌을 갖게 될 것이다.

여기서 중요한 것은 '침沈'의 해석이다. '가라앉는다'고 해서 물에 빠진 돌멩이처럼 바닥에 가라앉아 멈춰 있는 것이 아니기 때문이다. 그렇게 푹 가라앉아 있으면 그것은 죽은 참장이다. 참장의 구조가 잘 만들어지고 불필요한 긴장이 사라지면, 몸이 바닥으로 가라앉는 듯한 느낌이 들 것이다. 몸이 중력에 순응하면서 생기는 자연스러운 현상이다. 이때 종적인 구조에 매달려서 들어올린 팔은 이 힘에 더 큰 영향을 받는다.

어깨와 팔에 전해지는, 아래로 당기는 힘에 끌려가면, 어깨가 푹 꺼진 듯한 자세를 취하게 된다. 마치 바람 빠진 풍선처럼 겨드랑이를 몸통에 붙이고 팔꿈치가 움츠러든 옹색한 모양이 되는 것이다. 이렇게 서면 참장의 효과를 제대로 거두기 힘들다. 겨드랑이는 탁구공이나 계란을 끼운 것처럼 사이를 띄우고 큰 나무를 끌어안은 듯 팔을 둥글게 하고 당당하게 서야 한다.

반복해서 말하지만 참장의 목적은 중력을 이기고 직립하는 힘을 키우기 위한 것이라는 것을 잊지 말자. 어깨와 팔은 중력에 의해 계속 내려가려고 하지만, 몸통에서는 이에 반하는 상승하는 힘이 발생한다.

마치 물 위에 뜬 물체는 가라앉으려고 하지만 부력이 그것을 방해하는 것처럼 말이다. 참장이 잘되고 있을 때 받는 느낌은 실제로 바다에서 물 위에 팔을 얹어놓았을 때와 비슷하다.

'기침단전'은 '기운을 단전으로 가라앉힌다'라고 해석할 수 있다. 이제 '기氣'라는 말과 '단전丹田'이란 말이 등장한다. 동양의 의학과 건강법에서 이 두 단어는 그 핵심을 담고 있다고 해도 과언이 아니다. 아마 이것을 설명하는 내용만 모아둬도 방대한 분량의 책이 될 것이다. 하지만 참장을 할 때는 이 말에 대해 심각하게 고민하지 않아도 된다. '기'는 호흡에 의해 몸통 속에 발생하는 압력으로, 단전은 배꼽 밑 아랫배 공간 전체로 보면 된다.

이렇게 정리하고 보면 '기운을 단전으로 가라앉힌다'라는 말은, '호흡에 의해 발생한 압력을 아랫배까지 이르게 한다'라고 해석할 수 있다. 이 과정을 반복하면 단전이라고 부르는 아랫배 공간의 탄력과 힘이 증가한다.

여기서 놓치지 말아야 하는 것은 이 과정이 물이 흘러가듯 자연스럽고 쉼 없이 이루어진다는 것이다. 겉으로 봤을 때 참장은 그냥 가만히 서 있는 것 같지만, 우리 몸은 끊임없이 움직인다. 불안정한 자세를 안정화시키기 위한 근육과 인대의 움직임이 일어나고, 전신의 근육들이 호흡의 리듬에 맞춰 수축과 팽창을 반복한다. 또한 숨을 쉬면서 만들어지는 몸통 안의 압력은 가슴과 배를 왕복하면서 내부 순환을 활성화하고 장기와 내부의 결합조직을 마사지하듯 자극한다. 참장 특유의 자세는 어쩌면 이런 목적을 효과적으로 달성하기 위한 고민에서 만들어졌을 것이다. 석상처럼 굳은 채로, 힘을 써가며, 멍하니 서 있는 것은 참장이 아니다.

참장의 여섯번째 열쇠: 허실분청 虛實分淸

체중이 실리는 곳과 그렇지 않은 곳을 분명하게 구분한다.

처음 참장을 시작했을 때 받는 느낌은 둘 중 하나이기 쉽다.
1. 무릎도 아프고, 허리도 뻐근하고. 안 힘들다고 하더니 순 거짓말이군. 이러다 관절 다 나가겠네.
2. 아무 느낌도 안 드는데? 이래서 무슨 운동이 된다는 거지?

1번의 문제는 다리에서 허리로 이어지는 하체의 구조를 잘못 만들었을 때 생긴다. 체중을 다리근육으로 버티고 서 있으니 시간이 갈수록 힘들고 관절에 무리가 온다. 이런 상태로는 10분을 유지하기 힘든 사람도 있고, 하면 할수록 건강과는 멀어진다. 아파야 운동이 된다고 생각하는 사람들도 있지만, 참장은 고통을 참아가며 하는 운동이 아니다. 하체 근육을 키우는 것이 목표라면 참장 이외에도 좋은 운동들이 얼마든지 있다.

참장을 시작하면 대부분 2번의 상태를 경험한다. 좋다는데 뭐가 좋은지도 모르겠고, 느낌도 없고 재미도 없어서 흥미를 잃게 된다. 앞서 일단 100일을 채워보자고 말한 데는 이런 이유도 있다. 이런 문제가 발생하는 것은 '송'이 충분히 안 되었기 때문이다. 힘을 뺀다고 생각은 하는데 아직 스스로가 낯설고 몸의 모든 부분에 고루 힘이 들어가 있다. 생각을 몸이 못 따라가는 것이다.

하지만 걱정하지 말자. 당신이 그런 혼돈에 빠져 있는 것은 아무도 모른다. 누구도 보고 있지 않다. 자기 검열의 기준을 낮추는 것이 행복의 지름길이다. 참장이란 운동에서 당신은 왕초보다. 이것을 인정하면 일단 편해진다. 하지만 요령을 충분히 알고 있으니 조만간 고수의 반열에 오를 수 있을 것이다. 이런 마음자세로 숨을 천천히 길게 쉬면서 다시 몸에 집중하자. 느끼지 못할 뿐 당신의 몸은 이미 변화하고 있다.

선생님들이 참장을 익힐 때 무조건 오래 설 것을 요구하는 것은 어쩌면 가장 현명한 방법일 수 있다. 힘으로 억지로 버티는 것은 한계가 있기 마련이기 때문이다. 그 힘을 다 쓰면 자연히 필요 없는 힘이 빠지고 긴장에서 내려오면서 구조로 서게 된다.

또한 이전의 선생님들은 운동에서 머리가 앞서가는 것을 경계했다. 운동은 어디까지나 내 몸을 통해 보여주는 것이지, 말이나 생각으

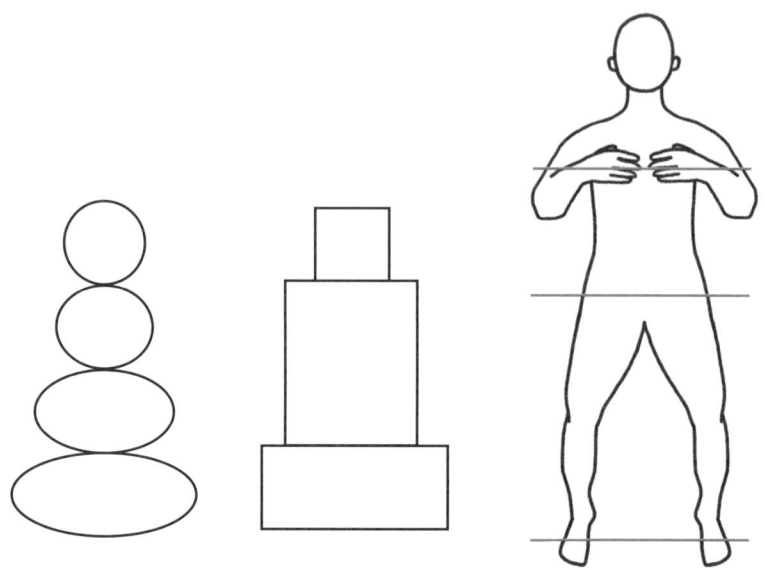

근육의 볼륨을 늘려서 커다란 몸을 만드는 것이 블록으로 탑을 쌓는 것이라면,
참장은 냇가의 돌멩이로 탑을 쌓는 과정과 같다. 비정형적이고 입체적인 인체의 각 부분들을
최소한의 긴장을 이용해 선으로 연결시켜 안정적인 구조를 만든다.
참장을 하는 동안 가만있는 것처럼 보이지만, 우리 몸은 쉼 없이 미세한 조정을 하고 있다.
멈춰 있는 것 같아 보이지만 속으로는 분주한 운동이 바로 참장이다.

로 하는 것이 아니라고 여겼기 때문이다. 운동을 배울 때, 몸으로 시작해서 머리에 새기는 것은 매우 훌륭한 기법이다. 하지만 역으로도 가능하다. 머리로 먼저 이해하고, 몸으로 하나씩 구현하는 것이다. 배움에 정답은 없다고 생각한다. 개성에 따라 선호하는 방법도 다를 수 있다.

우리 몸은 레고 블록처럼 만들어지지 않았다. 자연의 모든 것이 그렇듯 사각보다는 원에 가까운 여러 가지 모양의 뼈가 근육과 인대와 같은 조직에 의해 붙잡혀 일정한 형태를 유지한다. 인간의 직립은 혁명적 시도였지만, 그리 크지 않은 두 발로 서 있으니 늘 불안정하다. 반듯하게 잘라낸 돌로 쌓은 튼튼한 석탑이 아니라, 냇가의 돌멩이를 잘 맞춰서 쌓아올린, 불안하지만 아름다운 돌탑이 우리 몸이다.

냇가나 강가에서 돌멩이들로 탑을 쌓아본 경험이 있다면, 돌과 돌이 만나는 점을 잘 맞춰야 안정적으로 높이 쌓을 수 있다는 것을 알 것이다. 돌의 무게는 그 점에 집중되고, 그 점들을 이으면 하나의 선이 된다. 이 선을 내 몸에 구현하는 것이 바로 참장의 비결이다.

참장의 자세 또한 마찬가지다. 몸의 무게가 집중되는 점들을 잘 잡는 것이 중요하다. 앞에서 설명한 요결들에 충실하면 자연스럽게 발바닥, 아래 허리, 그리고 견갑골 사이, 견갑골과 위팔뼈의 연결부(어깨관절)에 힘이 집중된다. 몸과 마음을 느슨하게 하지만 이곳에는 긴장이 발생한다. 참장에서 요구하는 구조를 만들고 유지하는 데 필요한 최소한의 긴장점을 의도적으로 만드는 것이다.

우리가 서게 되면 자연스럽게 체중이 실리는 발바닥, 허리를 느슨하게 하고 꼬리뼈를 앞으로 말듯할 때 생기는 아래 허리의 긴장 그리고 중력에 의해 아래로 내려오는 팔과 어깨의 무게가 만드는 긴장이 바로 참장이란 돌탑을 유지하는 데 필요한 긴장점이다. 이 외에는 '송'의 상태를 유지한다.

참장을 하다보면 몸이 가만있지 않다는 것을 느끼게 된다. 아주 조금씩이지만 몸은 계속 움직인다. 예를 들면 허리를 느슨하게 하면서 꼬리뼈를 당겨봐도 조금 지나면 다시 원래로 돌아가 있곤 한다. 의도적으로 만든 긴장과 불안정성을 우리 몸이 해소하려는 과정에서 생기는 자연스러운 현상이다. 이것을 점검하면서 지속적으로 요결에 맞는 몸의 상태를 의식적으로 만들어야 한다. 동시에 필요 없이 힘을 주고 있지 않은지도 관찰한다. 이런 몸의 움직임에 집중하다보면 어느 순간부터 10분이란 시간이 참 짧게 느껴질 것이다.

참장은 중력과 본래대로 돌아가려는 몸의 관성을 의식적으로 이용하고 조절하는 운동이다. 가만 서 있는 것 같지만, 그 속내는 쉼 없이 일어나는 역동적인 줄다리기다. 운동 경력이 쌓이면서 불필요한 긴장이 사라질수록 즉, '송'의 수준이 깊어질수록, 힘이 들어간 부위와 나머지 부분은 선명하게 구분된다. 참장에서의 '허실분청'은 이렇게 이해하면 좋다.

> 참장의
> 마지막 열쇠:
> 상련부단 相連不斷,
> 상하상수 上下相隨,
> 내외상합 內外相合

호흡을 따라 순환이 쉼 없이 이어지고, 상체와 하체 그리고 몸과 마음이 하나로 이어진다.

이제 어느덧 여정의 마지막 장에 왔다. 당신은 이미 참장의 핵심은 다 터득했다. 여기서 설명하는 마지막 세 가지 요결은 참장의 완성도를 높이고 스스로를 점검하는 데 유용한 방법이다. 앞에서 설명한 내용들이 참장이란 운동의 주요부품이었다면, 이제 설명할 것은 그것들을 이어주는 와이어와 같은 것이다.

'몸 따로 마음 따로.' '손발이 안 맞는다.' 일이나 운동에 서툰 사람들에게 자주 쓰는 말이다. 몸이 마음을 따라가지 못하고, 몸의 각 부분들이 서로 따로 놀아 동작이 어지러워지고, 폼이 안 난다. 이 문제는 대부분 에너지가 부족하거나 의욕이 앞서서 생기는 쓸데없는 긴장 때문에 발생한다.

다시 '송'이다. 실제 참장을 할 때 시작부터 마무리할 때까지 몸과 마음을 느슨히 하는 움직임은 놓치지 말아야 한다. 길들여지지 않은 몸과 마음은 끊임없이 과거의 상태로 돌아가려는 관성이 있기 때문이다. 이것이 어렵다면 적어도 처음 시작할 때와 몸의 각 부분을 조정해서 참장의 프레임이 완성되었다고 생각될 때 한 번 더 '심신방송'의 요결을 떠올리기 바란다.

자세가 완성되면 머리에서 발끝까지 몸의 모든 부분들이 하나의 실로 꿰어지는 감각이 생긴다. 참장을 설명하는 아래의 그림을 선으로 표현한 것은 이런 이유이기도 하다. 여기에 호흡이 더해지고, 그 리듬에 따라 전신 근육이 수축과 이완을 반복한다.

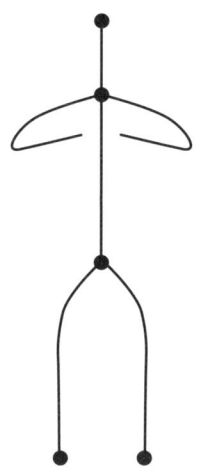

몸통 안에서는 호흡이 펌프질한 압력이 상하로 쉼 없이 순환하고, 근육의 수축과 이완은 쥐어짜듯 힘을 위로 끌어올린다. 불필요한 긴장이 줄어들수록 중력을 따라 발로 내려가는 힘이 커지고, 이 힘이 커질수록 다시 위로 올라오는 힘 또한 증가한다. 몸 안에서 일어나는 이런 현상에 집중하면 밖으로만 내달리던 감각과 의식이 온전히 내 안에 머무는 것을 느끼게 된다. 내가 참장을 '서서 하는 명상'이라고 부르는 것은 이런 상태에서 느끼는 명료함 때문이다.

참장의 마지막 열쇠는 운동법이라기보다는, 참장이란 운동을 제대로 할 때 일어나는 몸의 현상이라고 보는 것이 좋을 것 같다. 앞서 설명한 방법을 따라 자세를 갖추고 서서 편하게 숨을 쉬면 자연스럽게 이 모든 것을 경험하게 될 것이다. 당신이 이제 해야 할 것은 천천히 숨을 고르면서 읽은 글을 이미지화해서 뇌에 새기고 다시 현실의 몸으로 즐겁게 표현하는 것이다.

그래도 참장의 완성을 위해 한 가지 팁을 더하자면 바로 이것이다.

"잘되고 있다고 느껴질 때, 한 번 더 몸과 마음의 긴장을 늦추라!"

참장의 기법을 마스터한 것을 축하한다! 당신은 이제 어엿한 참장인이다.

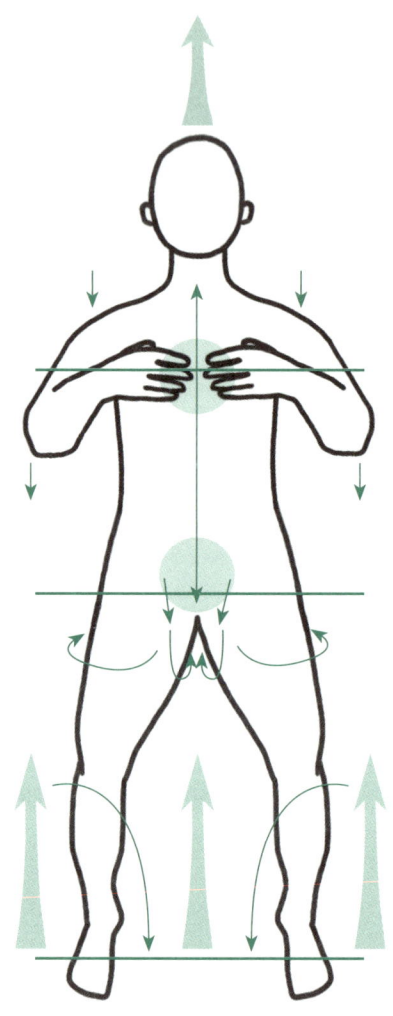

허리를 느슨하게 하며 생긴 작은 힘이 바닥에 이르렀다 다시 올라가며 하체와 골반의 구조를 만들고,
척추를 따라 위로 상승한다. 이 기세를 타고 등과 목을 위로 늘이고, 여기에 맞춰 팔을 가볍게 들어올린다.
위로 올라가던 흐름을 다시 내리면서 몸통을 골반 위에 앉히듯 하고, 어깨가 이를 따라 가라앉으며
프레임을 완성한다. 완성된 프레임에 호흡이 만들어낸 몸통 안의 압력의 이동과
전신근육의 지속적인 수축과 이완이 더해져 역동적인 항중력抗重力운동인 참장이 완성된다.

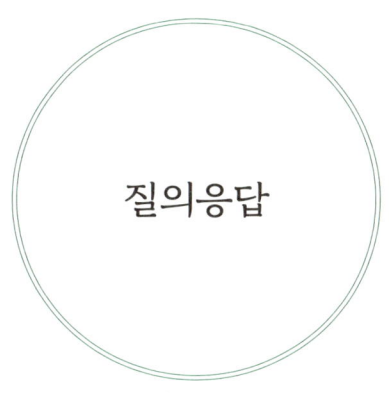

질의응답

참장이 필요한 이유와 그 방법을 설명했지만, 실제 하다보면 이런 저런 어려움과 궁금증이 생길 것이다. 가끔은 아주 사소한 문제에서 발목을 잡히기도 한다. 그래서 개인적인 경험을 바탕으로 참장을 하다가 부딪힐 수 있는 여러 상황에 대해 질의응답으로 준비했다. 12요결이란 큰 길을 따라가면서 다음의 내용들을 통해 작은 부분들을 채운다면, 참장을 즐기고 좋은 운동효과를 거두는 데 도움이 될 것이다.

질문 1. 언제 하는 것이 좋고, 필요한 것은 무엇인가요?

하루 중 언제 해도 관계없다고 생각한다. 다만, 가능하다면 밥을 때맞춰 먹는 것처럼 일정한 시간대에 하면 좋을 것 같다. 이렇게 말했다고 시간을 놓친 것을 핑계로 빼먹지 않기를 바란다. 나는 출근을 해서 다른 직원들이 나오기 전에 참장을 하고 진료를 시작한다. 일종의 '파이팅!'이랄까. 오늘 하루도 잘 살아내보자는 구호와 함께 참장으로 몸과 마음을 충전한다. 일상이란 배낭이 좀 묵직하다면, 하루 일과를 시작하기 전에 참장을 하면 좋을 것이다.

참장을 하는 데 특별한 준비물은 필요하지 않다. 공간도 내가 설 수 있을 정도면 된다. 가장 중요하게 챙겨야 할 것은 참장을 매일 하겠다는 마음이다. 이것만 있다면 때와 장소를 불문하고 할 수 있다. 옷은 몸을 꽉 조이지 않는 편안한 정도. 맨발로 서면 가장 좋지만 여의치 않다면 바닥이 얇고 평평한 신발이 좋다. 바닥이 두껍거나 깔창에 높낮이가 있으면 방해가 된다. 발가락 모양의 트레이닝 신발을 신으면 맨발로 서는 것과 비슷한 효과를 기대할 수 있다. 푹 꺼지거나 두꺼운 매트보다는 딱딱한 바닥이나 얇은 매트를 깔고 하는 것이 좋다.

질문 2. 발의 어느 부분에 힘을 주나요?

운동을 하다보면 "용천으로 서라"라는 말을 듣는다. 학창 시절에 기공을 지도하신 선생님은 "용천을 띄워라"라고 말씀하셨다. 그 말을 듣고 "그럼 신발바닥에 구멍을 뚫으면 될까요?"라고 질문한 학생도 있었다. 모두 웃고 넘어갔지만, 그만큼 무슨 의미인지 몰랐다는 말이다. 걸음마 하는 아이처럼 다섯 발가락에 힘을 줘서 발바닥을 띄우려는 시도도 있었다. 하지만 긴장을 풀고 서야 하는데, 발가락에 잔뜩 힘을 주는 것은 앞뒤가 맞지 않는 시도였다. 지금 생각해보면 선생님들의 말씀은 발이 생긴 대로 자연스럽게 서라는 말이었다.

자신의 발바닥을 쳐다보라. 하루 내내 묵묵히 나를 이고 다니면서도 관심을 받지 못하는 고독한 존재가 바로 발바닥이다. 다 봤으면 손가락으로 살살 눌러도 보라. 발을 이루는 뼈가 어떤 모습인지 어느 정도 알게 될 것이다.

발을 구성하는 뼈들은 '족궁'이라 부르는 아치 구조를 만든다. 다리나 수로에서 볼 수 있는 것처럼, 아치 형태는 무거운 하중을 견디는 데 효과적이다. 인간이 두 발로 잘 서고 다닐 수 있는 비결 중의 하나가 바로 족궁이다. 이것이 발달하지 않은 발을 우리는 평발이라 부른다.

족궁의 라인을 따라 선을 그어보면 그림처럼 삼각형이 그려진다. 발뒤꿈치에서 발가락쪽을 향한 세로의 족궁뿐만 아니라 가로의 족궁 또한 존재하고, 이것이 직립에 큰 기여를 했다고 한다.

이제 수학시간에 배운 지식을 동원해야 한다. 각 선분의 중점을 구하고, 꼭지점에서 중점을 연결하는 선을 그어 삼각형의 무게중심을 구한다. 아! 용천혈의 위치와 거의 일치한다. 선생님들은 용천혈에 500원짜리 동전을 놓고 그 부위로 선다고 말한다. 발의 물리적 구조에 너무나 딱 들어맞는 이야기다. 발은 평면이 아니라 입체다. 공간에 무게

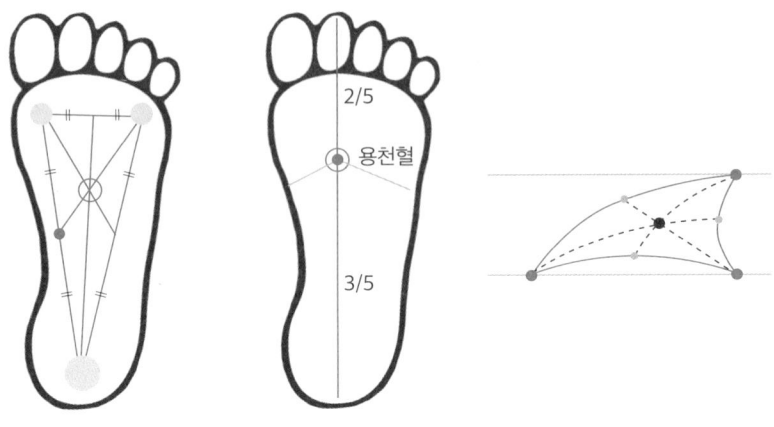

인간은 진화를 통해 직립에 적합한 발의 구조를 발달시켰다.
발가락과 발바닥을 느슨하게 하면 자연스럽게 체중은 발의 무게중심에 떨어진다.
만약 자신의 체중이 발바닥의 어느 한쪽으로 몰린다면,
힘을 주고 있거나, 체형이 틀어졌거나, 관절의 변형 때문일 수 있다.

중심점을 찍어보면 발바닥에 위치하는 것이 아니라 살짝 위로 뜬 위치에 존재한다. '용천을 띄우라'는 말이 이거였구나!

    참장을 설 때는 발바닥의 긴장을 풀고 편하게 선다. 그러면 족궁의 꼭지점이 되는 뒤꿈치뼈와 엄지와 새끼 발가락뼈가 느껴질 것이다. 무릎이 굽혀지면서 아래로 내려오는 힘을 받아서 뒤꿈치에서 엄지발가락쪽으로 거기서 다시 새끼발가락 쪽으로 힘이 이동하면서 골반을 바깥방향으로 회전시키며 선다. 앞서 이야기한 '곡슬 → 원당'으로 가는 과정에 발이 함께 참여하면서, 체중은 발바닥의 무게중심에 떨어진다.

    이때 한 가지 더 생각할 점이 있다. 발의 뼈를 보면 엄지발가락이

새끼발가락보다 훨씬 굵고 크다. 족궁 또한 뒤꿈치에서 엄지로 이어지는 부분의 아치가 더 발달했다. 아래 다리뼈도 내측의 뼈가 더 굵다. 즉, 발의 내측이 더 많은 힘을 받는 것이 자연스럽다는 것이다. 참장을 설 때도 삼각형 전체로 체중을 받지만, 내측이 중심이 되고 외측이 받쳐준다는 느낌을 갖도록 한다.

질문 3. 발의 모양과 간격은 어느 정도가 좋나요?

결론부터 말하면 처음 시작할 때는 발 모양을 11자로 하고, 발 사이의 간격을 자신의 어깨너비 정도로 하길 권한다. 이것은 많은 사람들의 경험적 결론이다. 하지만 사람은 모두 다르다. 이것을 기준으로 하되, 운동을 해가면서 요결을 충실히 지킬 수 있다면 자신에게 편한 발 모양과 간격을 취해도 괜찮다고 생각한다.

어깨너비로 선다고 했을 때 기준이 되는 것은 어깨뼈와 팔뼈가 만나는 부위다. 좀 더 쉽게 표현하면 겨드랑이 선이 기준선이 된다고 보면 된다. 이 간격이 그대로 발 사이의 간격이 된다. 너무 좁으면 옹색해지고, 넓으면 구조를 유지하기 위해 근육에 불필요한 긴장이 생긴다. 이것을 기준으로 약간씩 조절하면서 편하게 설 수 있는 간격을 찾는다. 발 사이의 폭은 참장의 숙련도에 따라서 변화할 수 있다.

참장을 설 때 발의 모양은 11자를 기본으로 하지만, 때로는 뒤꿈치를 벌리고 발가락을 모은다거나, 뒤꿈치를 모으고 발 앞쪽을 벌릴 수도 있다. 양발을 바깥쪽으로 펼쳐서 일자로 만들 수도 있다. 각각은 조금 다른 목적으로 있다. 11자로 서는 것이 익숙해지면 발의 모양을 달리하면서 조금씩 달라지는 몸의 구조와 힘의 이동을 경험해봐도 좋다.

질문 4. 눈은 뜨나요? 감나요?

참장의 본질은 '몸'을 쓰는 '운동'이다. 그럼 답은 나온다. 눈을 뜨고 하는 것이 맞는다. 다만 보기만 할 뿐 거기에 의미 부여를 하지 않도록 해야 한다. 마치 먼 산을 보듯 말이다. 따라서 참장을 혹시 피트니스 클럽에서 한다고 해도 텔레비전이나 유튜브 영상을 보면서 하면 안 된다. 정신은 오롯이 내 몸에 집중한다. 눈은 뜨고 있지만 밖에 정신을 빼앗기지 않는 상태. 옛 사람들은 이것을 두고 '시선을 안으로 거둔다'라고 표현했다.

참장을 하면서 잠깐씩 눈을 감을 수도 있다. 특히 생각으로 몸을 이미지화할 때는 눈을 감으면 보다 더 집중할 수 있다. 하지만 여기에 빠지면 부작용이 발생한다. 몸에서 일어나는 작은 감각이나 머릿속 이미지를 좇다보면, 몸이 아니라 상상으로 운동하게 된다. 이런 상태가 되면 참장의 본래 목적인 직립의 힘을 키우지 못한다.

가끔 눈을 감고 참장의 자세를 잡아보는 것은 도움이 될 수 있다.

분명 머릿속으로는 완벽하다고 생각했는데 눈을 떠보면 손의 높낮이가 서로 맞지 않거나, 요결에서 벗어난 자세를 취하고 있는 자신을 발견할 것이다. 눈을 감았다 뜨는 것은 뇌와 몸 사이의 불일치를 확인하는 효과적인 방법 중 하나다. 참장을 지속할수록 이 간격이 조금씩 줄어드는 것을 경험할 것이다.

질문 5. 숨은 코로 쉬나요? 입으로 쉬나요?

생각보다 많은 사람들이 물어보는 내용이다. 답은 매우 간단하다. 숨은 당연히 코로 쉰다. 입은 호흡기관이 아니다. 숨을 크게 쉬라고 하면 대부분 입으로 힘껏 내쉰다. 어떤 사람들은 코로 들이쉬고 입으로 내쉬는 것을 좋은 호흡법으로 오해하고 있다. 하지만 이것 모두 잘못된 지식이다. 입으로 숨을 쉬면 과호흡이 발생하거나 점막이 건조해져서 염증만 생길 뿐이다. 코가 막혀서 입으로 숨을 쉰다면, 코의 문제를 먼저 해결해야 한다.

특정한 목적이 있을 때는 입으로 내쉬는 호흡을 할 수 있다. '기합'을 넣는 것처럼 한순간에 큰 힘을 내는 경우가 대표적이다. 태권도나 검도와 같은 무술에서 잘 볼 수 있다. 또 하나는 단시간에 몸에서 힘을 확 빼는 경우다. 마치 풍선의 바람을 빼듯이 입으로 숨을 내쉬어서 긴장을 풀어낸다.

하지만 참장은 호흡을 통해 형성된 몸통 안의 압력을 일정하게 유지하면서 그 힘을 이용하는 운동이다. 갑자기 큰 힘을 만들거나 몸을 바람 빠진 풍선처럼 만드는 것은 목적에 맞지 않는다.

다만 처음에 '심신방송'의 단계에서 코로 들이쉬고 입으로 숨을 천천히 길게 내쉬는 식의 호흡을 몇 차례 할 수 있다. 과도한 긴장을 빠르게 풀어내고, 힘이 완전히 빠졌을 때 느껴지는 몸의 구조를 인식하는 데 효과가 있기 때문이다. 하지만 계속 이렇게 숨을 쉬면 직립의 힘은 키워지지 않는다.

질문 6. 혀끝을 입천장에 대라고요?

명상이나 참장을 할 때 혀끝을 입천장에 대라는 말을 자주 듣는다. 정확히는 '얼~' 하는 소리를 내듯, 위쪽 앞니의 안쪽 뿌리 부분에 혀끝을 댄다. 이것을 두고 임맥과 독맥이라는 경맥을 이어주기 위한 것이라고 해석하기도 한다. 하지만 중요한 경맥이 이렇게 해야만 연결된다면 문제가 있는 것 아닐까? 이것은 좀 다르게 해석할 필요가 있다.

가장 일차적으로는 아마도 말을 하지 말란 뜻일 것 같다. 자신에게 집중하는 시간에 말을 해서 그 집중력을 분산시키지 말라는 의미일 거다.

혀를 입천장에 대고 가볍게 위아래의 어금니를 맞대면 살짝 웃는 듯한 표정이 된다. 마치 부처의 얼굴처럼 말이다. 이렇게 표정을 지으면 얼굴의 긴장이 풀어진다. 미국의 심리학자 폴 에크먼은 그의 책 『얼굴의 심리학』에서 표정과 감정에 대해 말한다. 감정 즉, 뇌의 상태가 미세한 얼굴 표정으로 드러난다는 것이다. 그런데 재밌는 것은 이 과정이 쌍방향으로 일어난다는 점이다. 특정한 표정을 지어서 그와 관련된 감정 반응을 뇌에 전달할 수도 있다는 말이다. 그렇다면 혀끝을 입천장에 대고 살짝 미소 지으면 우리는 이완이라는 신호를 뇌에 전달할 수 있다. 뇌가 안심하면 몸과 마음이 과도한 긴장 상태에서 내려오는 것이 쉬워진다.

말을 멈추고 자신에게 집중할 것. 뇌를 미소 짓게 해서 긴장을 푸는 것. 이것이 혀끝을 입천장에 대는 이유라고 생각한다. 혀끝을 입천장에 대고 어금니를 살짝 닿게 하면서 미소 짓는 표정을 지으면 침의 분비가 왕성해진다. 참장을 하면서 입안에 적당히 침이 고이면 꼴깍 하고 삼킨다. 편안한 상태에서 분비되는 침은 몸의 면역에 도움이 되는 성분들이 많다고도 하니 잘 삼키자. 전통적인 기공수련에서는 침을 삼키면서 생기는 압력의 이동이 단전에 이른다는 생각을 하라고 한다.

질문 7. 항문을 조이라고 하던데요?

호흡을 할 때 의식적으로 항문을 조이고 푸는 경우가 있다. 이 방식은 요도와 항문의 괄약근을 조였다 푸는 케겔 운동과도 유사하다. 골반의 아랫부분에는 소쿠리처럼 받쳐주는 근육이 존재한다. 마치 골반 내부의 장기를 담는 그릇 같은 이 근육은 나이가 들면서 힘이 떨어진다. 동시에 요도와 항문 괄약근의 힘도 함께 약해진다. 케겔 운동이나 항문을 조이고 푸는 호흡법은 의식적으로 이 근육을 단련하는 방법이다.

참장을 하면서도 이 근육을 단련할 수 있다. 앞선 방법들과는 근육이 주도하지 않는다는 점에서 차이가 있다. '송'이 된 상태에서, 참장의 자세를 취하면, 어느 순간부터 자연스럽게 골반 아랫부분 근육의 움직임이 느껴진다. '미려중정' 요결에서 설명한 '회음혈'을 중심으로 호흡에 맞춰 근육이 조였다 풀렸다를 반복한다. 긴장 상태에서 벗어나, 몸통 전체를 이용해서 숨을 쉬게 될 때 자연스럽게 일어나는 것이다.

이런 운동은 몸통 속 압력의 이동을 활성화시키고, 요도와 항문 괄약근의 강화도 함께 이루어진다. 전립선은 회음혈 부근에 위치하고 있다. 전립선비대증과 같은 전립선의 문제로 고생하는 중년 이상의 남성은 참장을 하면 도움이 될 것이다. 여성의 요실금도 마찬가지다.

참장을 할 때 의식적으로 항문을 조여서는 안 된다. 이렇게 되면 그 주변 근육뿐만 아니라 주변의 다른 근육들에도 힘이 들어간다. 애써 만든 '송'이 깨지는 것이다. 당연히 참장의 운동효과는 기대하기 어렵다. 항문은 조이는 것이 아니라, 조여지는 것임을 잊지 말자.

질문 8. 준비운동 없이 참장만 해도 되나요?

참장도 워밍업과 쿨링다운이 필요하다. 하지만 다른 운동들에 비해 가볍게 해도 좋다. 아침에 일어나서 몸이 많이 굳은 상태가 아니라면, 워밍업 없이 선다고 해도 크게 무리가 되지 않는다.

바쁜 현대인을 위한 초간단 워밍업을 소개한다.

1. 다리를 어깨너비로 벌려 서고, 팔을 깍지 껴서 손바닥이 위로 가게 쭉 펴서 올린다.
2. 이 상태에서 팔을 좌우로 움직여 몸의 측면을 편다.
3. 다시 뒤로 젖혀 몸의 앞부분을 편다.
4. 팔을 내리고 몸을 앞으로 숙여서 뒷부분을 편다.
5. 발목, 무릎, 고관절, 허리, 어깨, 목의 순서대로 관절을 두 번씩 돌린다.

이 정도 워밍업은 1분 내외면 충분히 할 수 있다. 물론 시간을 들여 몸을 충분히 풀고 시작하면 운동효과를 높일 수 있다. 평소 관절이 좋지 않다면 그 주변은 좀 더 풀어주는 것이 좋다.

운동을 끝내고 몸을 풀 때는 천천히 하는 것이 좋다. 전통적인 수련방식에서는 이 과정을 수공收功이라 표현한다. 여름에 농사를 짓고 가을에 거두듯, 운동이 몸에 남긴 파문을 천천히 거두어들이는 것이다.

굽혀진 무릎을 펴고, 가만히 눈을 감고, 몸을 채우고 순환하던 압력이 아랫배(단전)로 모인다고 생각한다. 그런 후에는 눈을 뜨고 손바닥을 따뜻하게 비벼서 몸을 고루 문질러준다. 뻐근한 느낌이 든 부위는 좀 더 문질러준다. 그런 후에는 손바닥을 오목하게 만들어서 몸의 각 부분을 가볍게 두드린다. 이 모든 과정은 1~2분 정도면 충분하다.

이와 같은 워밍업과 쿨링다운은 몸에 무리를 주지 않고, 부상을 방지하는 의미가 있다. 이와 함께 뇌에 운동을 시작하고 끝낸다는 신호를 주는 효과가 있다. 운동의 효율은 높이고, 운동과 일상을 부드럽게 이어준다. 참장은 가볍게 풀고 시작하고, 서두르지 않고 마치면 좋다.

질문 9. 참장과 다른 운동의 결정적 차이점은 뭔가요?

누구나 알겠지만 한자리에서 움직이지 않고 있다는 점이다. 보통의 운동은 큰 근육을 움직이고, 호흡량을 늘리고, 이를 통해 만들어진 진동으로 내부 장기를 흔들고, 체온을 높인다. 밖에서 만든 힘으로 몸 안에 영향을 주는 것이다. 이에 반해 참장은 움직임을 멈춘 상태에서, 호흡의 밀도를 높이고, 복압과 같은 신체 내부의 압력을 이용해서 내부 장기를 운동시키고, 체온을 상승시킨다. 안에서 만든 힘을 밖으로 펼치는 것이다.

외부의 힘을 끌어들인 혁명은 효과는 빠르지만 지속성이 떨어진다. 안으로부터의 혁명은 처음에는 미미하고 시간이 오래 걸리지만 흔들리지 않는다. 참장은 더디지만 가장 확실한 혁명적 운동 중 하나다.

질문 10. 제대로 하고 있는 것인지 궁금해요.

참장을 하다보면 '내가 제대로 하고 있나?' 하는 의문이 들 때가 있다. 옆에서 선생님께 지도를 받으면 가장 좋다. 그럴 수 있다면 이 책은 참고자료로만 써도 좋다. 이 책은 혼자서 참장을 익히는 사람들을 대상으로 하고 있다. 이런 독자를 위해 몇 가지 체크포인트를 제시한다.

- 발바닥으로 선다는 느낌이 든다.
- 몸이 앞이나 뒤로 쏠리지 않고 곧게 서 있다.
- 엉덩이를 만졌을 때 힘이 들어가 있지 않고 말랑하다.
- 무릎이 아프지 않다.
- 호흡의 압력이 편하게 아랫배까지 전달된다.
- 몸이 따뜻해지면서 땀이 살짝 난다.
- 머리부터 발까지 몸의 모든 부분이 하나로 이어진 느낌이 든다.
- 몸이 커지는 듯하면서, 상승하는 기세가 느껴진다.

참장은 중력을 이겨내고 직립하는 힘을 키우는 운동이다. 불필요한 긴장을 내려놓고 제대로 된 자세를 취한다면, 한 그루 커다란 나무가 된 듯 안정적으로 바로 서는 느낌이 들 것이다.

질문 혹은 불만. 다 좋은데 심심해요.

참장은 참 좋은 운동이지만, 딱 한 가지 단점이 있다. 바로 '지루함'이다.

모든 운동이 그렇듯, 잘하면 재밌다. 참장 또한 일정수준에 이르면 변화하는 몸을 느끼는, 나만 아는 즐거움이 생긴다. 여기에 이르면 그만두라고 해도 계속하게 된다. 이 내밀한 즐거움은 그만두지만 않는다면 누구나 얻게 되지만, 너무 많은 자극에 노출된 현대인에게는 계속한다는 것 자체가 가장 어려운 문제일 수 있다.

하지만 걱정하지 않아도 된다. 지루함을 덜어줄 무기가 우리 안에 있기 때문이다. 그것은 바로 '상상력'이다. 상상想像. imagination. 머릿속으로 그려보는 일. 나는 상상력이야말로 신이 인간에게 준 가장 큰 축복이라고 생각한다. 두 발로 섰어도 상상하지 않았다면, 지금의 문명은 없었을 것이다.

운동에 관한 이론 중에 관념운동학ideokinesis이란 분야가 있다. 관념운동학은 운동에 심상imagery을 이용한다. 이 이론은 『생각하는 몸The Thinking Body』의 저자인 메이블 토드에서 시작되었다. 저자는 사고로 의사도 포기한 전신마비가 되었지만, 심상을 이용해 정상적인 기능을 회복했다. 또한 자신의 경험을 바탕으로 환자들의 치유를 돕는 과정에서 정신적인 이미지(심상)가 실제 신체의 변화를 가져올 수 있음을 증명했다. 관념운동학의 핵심은 '운동은 힘이 아니라 인식을 통해 이루어져야 한다'는 것이다.

토드의 이론은 생각이나 감정이 기의 흐름을 바꾸고 이것이 오랫동안 쌓이면 장부 기능과 신체적인 변화가 일어난다는 한의학의 이론과 일치한다. '한의학' '기' 이런 말이 신경 쓰인다면, 심상이 뇌에 새로운 연결을 만들고, 이것이 신경전달에 변화를 가져와서 근육에 영향을 준다고 생각해도 무관하다. 우리가 가진 상상하는 힘이 실제 몸의 변화를 가져올 수 있다는 것만 인정하면 된다.

참장도 상상력을 발휘하면 지루함을 덜고 재밌게 더 깊은 수준을 추구할 수 있다. 아래의 방식은 전통적인 내용에 나의 심상을 더한 것이다. 이것을 참고로 자신만의 심상을 만들면 지루함 없이 참장을 즐길 수 있을 것이다.

1단계: 호흡에 따라 몸 전체가 수축과 팽창을 한다고 생각한다.

2단계: 가슴과 아랫배라는 두 개의 펌프를 중심으로 인지한다. 숨을 들이쉴 때 물줄기처럼 압력이 이 두 개의 펌프로 모이고, 내쉴 때 이 펌프에서 뿜어져 온몸으로 흘러간다고 생각한다.

3단계: 인체는 입체다. 숨을 들이쉴 때 피부에서 뼈가 있는 깊은 부위로 흐름이 집중되고, 내쉴 때 반대로 퍼진다고 생각한다. 이때 흐름은 그림에서 보듯 나선형으로 이루어진다.

4단계: 1, 2, 3단계의 과정이 동시에 이루어진다고 생각한다.

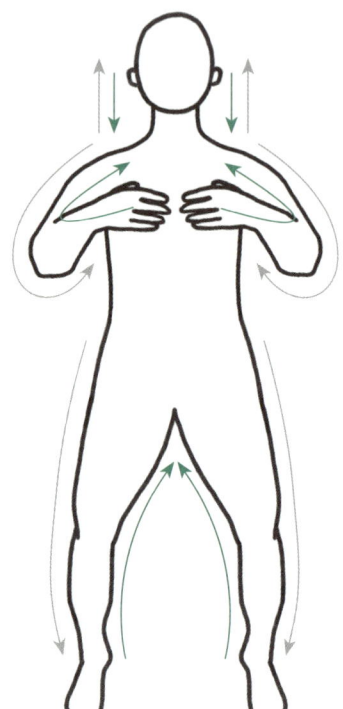

→ 숨을 들이마실 때
→ 숨을 내쉴 때

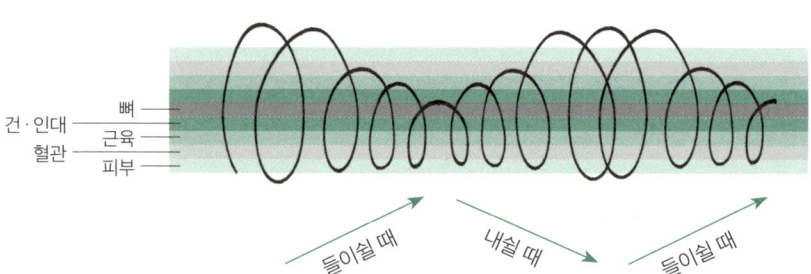

건·인대
혈관
뼈
근육
피부

들이쉴 때　내쉴 때　들이쉴 때

참장의 프레임에 이런 상상을 더하면 운동은 무척 다채롭고 다이내믹해진다. 하지만 여기에 빠지면 안 된다. 이미지가 선명하게 그려지면, 그때는 다시 무심해져야 한다. 나머지는 그냥 몸에 맡긴다. 늘 같은 길로 가다가 지루해서 잠시 샛길로 새어 주변을 들여다본 것이다. 본래 자리를 찾지 못하면 길을 잃는다. 즐거움을 봤다면 다시 제자리로 돌아와 흘러가게 두라.

"내버려두라, 흘러가게 두라 Let it be, let it flow."

참장을 즐기는 마지막 비결이다.

호흡에 관한 고찰:
우리에겐 두 개의 펌프가 있다

　부피를 가진 물체를 나타내는 말 중에 '통'이란 단어가 있다. 사전에는 '둥글고 긴 동강으로서 속이 빈 물건'이라고 하고, 한자로는 '筒'이라고 쓴다. 글자의 일부인 대나무를 떠올리면 쉽게 이해가 될 것이다. 이런 비어 있는 공간이 있어야 압력을 만들어낼 수 있고, 몸 안의 압력이 충분해야 구조는 안정되고 순환은 활발해진다.
　우리 몸에서 '통'이라고 부르는 곳은 크게 두 곳이다. 바로 '몸통'과 '머리통'이다. 다시 몸통은 횡격막을 경계로 가슴과 배로 나눌 수 있다. 우리가 곤충은 아니지만, 통이라 부를 수 있는 공간으로 머리·가슴·배가 있는 셈이다.
　이 공간들은 같은 통이면서도 서로 다른 개성이 있다. 두개골, 흉곽 그리고 복강이라는 단어가 그 특징을 잘 나타낸다. 온전히 뼈(골骨)

로 둘러 싸여 있는 공간, 머리만큼은 아니지만 울타리나 성곽에 비유할 정도로 튼튼한 경계(곽廓) 그리고 두드리면 북소리가 나는 유연한 공간(강腔). 같은 '통'이지만 그 안에 든 장기의 중요도와 기능에 따라 용기의 견고함에 차이가 나게 진화한 것이다.

　머리란 공간에서 일어나는 대표적인 순환은 뇌척수액의 흐름이다. 뇌에서 생산된 뇌척수액이 척수를 따라 꽤 긴 거리를 아래위로 순환하는데, 이 순환의 동력에 대해서는 여러 설이 있다. 뇌의 박동, 두개골과 천추(요추 아래 있는 척추뼈)의 운동, 주변의 근육, 림프와 혈액순환 등이 영향을 준다고 알려져 있다. 머리는 뇌란 가장 중요한 기관을 보호하기 위해 단단한 뼈를 재료로 선택했고, 견고함을 얻는 대신 공간의 유연함과 운동성을 상당부분 잃었다. 하지만 두개골 또한 완전히 닫힌 공간은 아니어서 움직인다. 두개골의 운동성을 이용한 두개천골요법이란 치료법도 있다. 하지만 내 의지로 두개골을 움직여서 뇌척수액의 흐름을 활성화하기란 쉽지 않은 일이다. 그렇다고 실망하지는 말자. 충무공에게는 열두 척의 배가 있고 우리에겐 아직 두 개의 펌프가 남아 있다.

　기능의학에서는 척추를 중심으로 앞쪽과 뒤쪽 공간이 결합조직들로 연결된 기능적 공간을 이룬다고 본다. 몸통이란 큰 풍선 속에 기다란 물풍선 두 개가 있다고 생각하면 쉽다. 앞쪽의 풍선 중간에는 횡격막이 놓여 있다. 횡격막은 호흡에 따라 위아래로 움직이며 호흡의 압력을 전달한다. 숨을 들이쉬고 내쉬면서 생기는 흉곽과 복강에서의 압력이동은 뒤쪽 풍선에 담긴 뇌척수액의 흐름에도 영향을 준다.

척추 앞쪽, 오장육부라고 부르는 장기들이 위치한 흉곽과 복강이 참장에서 이용하는 공간이다. 척추를 아래위로 늘이는 움직임을 통해 공간을 최대한 확보하고, 호흡으로 만든 압력을 이용해 내부 순환을 활성화하고, 장기들을 마사지하고, 몸통 속 근육과 인대를 튼튼히 한다. 또한 아랫배(단전)까지 내려온 압력은 뇌척수액의 흐름에도 영향을 준다. 단단한 곳을 직접 두드리기보다는 부드러운 곳을 이용해 힘을 전달하는 것이다. 일반적으로 달리기와 승마처럼 몸이 흔들려야 내부 장기가 운동된다고 하는데, 참장은 몸통 안에 형성된 복압을 이용해 이와 같은 운동효과를 낸다.

호흡은 이 과정에서 매우 중요하다. 대개의 운동은 팔과 다리를 움직여서 힘을 만들어내는 데 반해, 참장은 가만히 서서 호흡을 주로 이용하기 때문이다. 물론 전신의 근육이 수축과 이완을 반복하지만, 다른 운동처럼 근육의 길이가 늘고 줄지는 않는다. 팔다리를 이용한 운동이 자전거 바퀴에 바람을 넣을 때 손잡이를 이용해 펌프질을 하는 것과 같다면, 참장의 방식은 손잡이 없이 바로 피스톤을 상하로 움직이는 방식인 셈이다.

그럼 어떻게 숨을 쉬어야 할까? 일반적으로 좋은 호흡이라고 하면 복식호흡 혹은 단전호흡을 말한다. 그러면서 어린아이들이 누워서 잠을 잘 때 배가 볼록하게 나오고 들어가는 모습을 예로 든다. 그래서인지 복식호흡을 한다면서 배에 힘을 주고 앞으로 힘껏 내밀면서 숨을 들이쉬는 경우를 자주 본다.

　이렇게 숨을 쉬는 것은 과정과 결과를 잘못 이해한 것이다. 좋은 호흡의 결과로 배가 불러지는 것이지, 배에 힘을 주고 내민다고 해서 호흡이 잘 되는 것은 아니다. 가끔 단전호흡을 하다가 탈장이나 치질 혹은 압력이 위로 치밀어 오르는 상기증이 생기는 것은 이런 오해 때문이다. 상식적으로 생각해보자. 어떤 공간에 힘을 꽉 주고 있으면서 그곳에 뭔가를 더 채울 수 있을까? 제대로 된 복식호흡은 복부뿐만 아니라 몸통 전체를 이용해서 이루어진다. 복강이 가장 유연한 부위이기 때문에 더 부풀 뿐이다.

　호흡의 시작은 당연히 폐가 있는 흉곽에서 시작된다. 횡격막이 내려가고 흉곽 주변의 근육들도 늘어나면서 공기가 들어오면서 압력이 채워진다. 그런데 많은 성인들의 호흡이 여기서 끝나고 만다. 산소와 이산화탄소의 교환이 일어나고 명치 정도까지 압력의 이동이 이루어지는 데 그친다.

　우리의 목적은 이렇게 형성된 압력을 아랫배까지 끌고 오는 것이다. 가슴과 배 모두를 이용한 깊고 충만하고 탄력적인 호흡이 일어나야 한다. 숨을 들이마실 때의 압력이 아랫배까지 잘 내려오면, 한 단계 더 나아가 배꼽 아래의 아랫배(단전)가 호흡을 주도한다는 생각을 해보자. 누군가는 말도 안 되는 소리라고 하겠지만, 충분히 가능하다. 개인적으로 진정한 복식호흡은 이 상태일 거라 생각한다.

　호흡을 이용한 내압의 형성은 마치 펌프를 이용해 자전거 바퀴에 바람을 채우는 것과 같다. 가슴과 윗배까지만 압력이 전달되는 방식이 펌프의 중간까지만 이용해 바쁘게 움직이는 것이라면, 아랫배까지 압력이 내려오는 것은 펌프의 끝까지 이용해 바람을 채우는 것이다. 여기서 한 단계 더 나가 진정한 복식호흡의 수준에 이르면 펌프 자체가 공기펌프에서 유압펌프로 업그레이드되는 것과 같다. 호흡은 부드럽고 길고 세밀해지지만, 그것이 추동하는 힘은 매우 강력해지는 것이다. 이러한 변화는 재능과는 무관하다. 관건은 오직 그만두지 않는 데 있다.

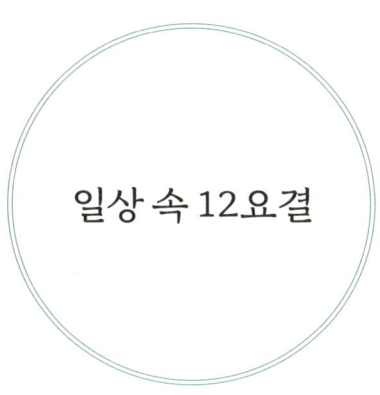

일상 속 12요결

참장은 몸과 호흡과 생각을 12요결이란 원칙에 맞춤으로써 그 운동효과를 높일 수 있다. 하지만 이 열두 가지에 익숙해지는 데는 시간이 필요하다. 만약 일상생활을 하면서 시시때때로 한두 가지씩 익힌다면 참장에도 도움이 되고, 일부지만 참장의 효과도 얻을 수 있을 것이다. 일상에서 짬짬이 생각날 때마다 12요결을 떠올리며 1~2분씩이라도 연습해보자.

앉아 있을 때: '허령정경'과 '함흉발배'

스마트폰의 보급은 일자목·거북목 증후군의 대중화를 가져왔다.

많은 사람이 척추구조의 변형에 따른 목과 어깨 그리고 허리의 통증으로 고통을 받는다. 치료를 받아도 습관이 변하지 않는 한 재발하기 마련이고, 여기에 운동부족까지 겹치면 더 자주 아프고 점점 악화되기 쉽다. 또한 척추구조의 변화는 내부 장기에도 영향을 주는데, 얕고 짧은 호흡과 소화불량이 대표적이다. 이런 사람들에게는 스마트폰 이용시간을 줄이고, 컴퓨터 모니터 높이를 조정하고, 독서대를 이용하고, 높이를 조정할 수 있는 책상과 허리를 받쳐주는 의자가 도움이 될 수 있다.

이와 함께 12요결 중 '허령정경'과 '함흉발배'를 때때로 익히면 좋다. 이 두 가지 요결의 핵심은 '등을 펴는 것'이다. 환자들에게 앉을 때 자세를 바로 하라고 하면, 허리에 힘을 주면서 상체를 뒤로 젖히는 경우를 자주 본다. 이 상태는 바른 자세도 아니거니와 오랫동안 유지할 수도 없다.

등을 펴기 전에 양손을 깍지 끼고 4~5번 정도 숨을 내쉬면서 위로 기지개를 쭉 펴자. 쭉 편 상태에서 좌우로 가볍게 움직여도 좋다. 이를 통해 긴장된 어깨를 풀어주고, 가슴과 등 그리고 옆구리의 근육들을 펴준다.

이 상태에서 손을 편하게 허벅지 위에 올려놓고 천천히 숨을 들이마시면서 턱을 살짝 당기고, 흉추를 쭉 펴면서 그 흐름을 타고 목을 위로 빼듯 늘린다. 이 상태에서 속으로 숫자를 세면서 일정한 리듬으로 호흡을 한다. 들이쉴 때 여섯을 세고, 내쉴 때도 같은 숫자를 센다. 1초에 숫자 하나를 센다면 10호흡이면 2분 정도 걸릴 것이다.

눈을 많이 쓰는 일을 했다면 이 시간은 눈을 감고 호흡이 들고 나는 것에만 집중하면 좋다. 등을 펴기 전에 물을 한 잔 마시면 운동의 효과를 높일 수 있다.

서 있을 때: '심신방송'

운동할 때 선생님이 자주 하는 말씀 중에 하나가 "예비군처럼 하라"라는 것이었다. 군기가 바짝 들어서 동작에 절도가 있는 현역병과 달리 훈련장의 예비군은 무척이나 편한 자세를 취하고 있다. 이동할 때도 건들건들 걷고, 군복조차도 군기가 빠져 있다. 하지만 해야 할 일은 실수 없이 잘해낸다. 능숙하기 때문에 불필요한 힘을 뺄 수 있는 것이다. 12요결 중 '심신방송'은 바로 이 예비군과 같은 상태라고 할 수 있다. 이미 잘 알고 있기 때문에 긴장하지 않을 수 있고, 상황이 닥쳤을 때 민첩하게 대응할 수 있다.

출퇴근 길에서 만나는 사람들에게서 굳어 있는 모습을 발견한다. 그 순간 나 자신의 표정과 몸 상태를 점검하면, 나 역시 크게 다르지 않음을 알게 된다. 그럴 때마다 호흡을 편안히 하고 굳은 얼굴을 살짝 풀면서 뇌에 '괜찮아'라는 신호를 보낸다. 올라갔던 어깨선이 천천히 내려오고 얼었던 몸이 사르르 녹는 느낌이 든다.

지하철이나 버스를 기다릴 때 혹은 엘리베이터에서 낯선 사람과 함께 있을 때 기습적으로 자신의 상태를 점검해보자. 힘이 들어가고 굳어 있는 느낌이 든다면, 호흡에 맞춰 긴장을 덜어내고 얼굴에 웃음을 띠어보자. 일상에서 '송'의 상태를 유지할 수 있다면, 참장과 건강은 물론이고 일과 관계 또한 잘 풀어갈 수 있을 것이다.

걸을 때: '허실분청'과 '기침단전'

외부의 자극을 받아들이고 이 정보를 분석하는 일은 모두 머리에서 이루어진다. 촉각을 통해서도 인식하지만, 시각의 비중이 가장 크고, 청각과 후각 그리고 미각이 나머지를 담당한다. 감각기관을 통해 들어온 정보에 대한 뇌의 해석이 바로 우리가 경험하는 세계다.

현대인의 많은 문제는 머리에 자리한 감각기관에 미치는 자극과 뇌에 전달되는 정보의 과부하에서 발생한다. 대신 몸을 움직이거나 다른 존재와의 접촉에서 얻는 몸의 감각들은 상대적으로 감소했다. 현대인의 생활방식은 위로 쏠리기 쉬운 에너지의 흐름을 더욱 가속화시키고 있다. 이 때문에 많은 사람이 '상기上氣'된 상태로 살고 있다.

이런 사람들에게 가장 효과적인 것이 바로 '걷기'와 '아랫배 호흡'이다. 무작정 많이 걷거나 빨리 걷는다고 해서 좋은 것이 아니다. 환자들에게 걷는 운동을 권하면서 "발이 땅을 확실하게 딛는다는 느낌으로 걸으세요"라는 말을 꼭 한다. 생각보다 많은 사람들이 공중에 둥둥 떠가듯 걷는다. '기'의 무게중심이 위로 몰려 있기 때문이다.

이런 사람들은 의식적으로 천천히 걸으면서 발바닥의 감각을 확인하면 좋다. 발뒤꿈치가 땅에 먼저 닿고 천천히 딛는 힘이 앞으로 이동하면서 발 외측으로 전달되었다가, 엄지발가락과 발바닥이 만나는 도톰한 부위로 밀어내며 앞으로 나아가도록 한다. 밀어내는 동작에 숨을 내쉬면 발이 땅을 밀어내면서 생기는 압력이 아랫배에 차오르는 것을 느낄 수 있다. 이렇게 걸으면 자연스럽게 '하기下氣'가 이루어진다. 실내나 좁은 공간에서 걷는 연습을 한다면 매걸음마다 이런 식으로 걸을 수도 있을 것이다. 하지만 일상에서 걸을 때는 자연스럽게 호흡하면서 아랫배와 발바닥에 의식을 집중하는 정도면 된다. 천천히 걸으면서 발바닥의 각 부분에 걸리는 체중을 인지하고(허실분청), 호흡과 발이 만들어낸 압력을 아랫배에 전달한다(기침단전).

따로 운동할 시간이 없다면 출퇴근길에 혹은 마트에 장을 보러 가거나 쓰레기를 버리러 갈 때 그것도 안 된다면 집 안이나 일터에서 움직일 때 '허실분청'과 '기침단전'을 익혀보자.

누워서 잠자기 전: '심신방송'과 '기침단전'

잠들기가 힘들거나 도중에 자주 깨고 다시 잠들기가 힘들다는 사람들이 많다. 수면에 효과적이라는 기능성식품을 먹거나, 심한 경우 수

면유도제를 복용하기도 한다. 잠을 못 자는 것보다는 약물의 도움을 받아서라도 자는 것이 좋지만, 불면의 이유를 찾아서 그것을 해소해주는 것이 가장 효과적이다.

한의학에서는 깨어 있을 때 신체 외부를 순환하던 에너지가 밤이 되었을 때 몸 안으로 거두어들여지면서 잠이 든다고 본다. 몸이 이완되고 쉬면서 체온이 저하되면 이 과정이 효과적으로 발생하지만, 그렇지 않은 경우에는 잠들기도 힘들고 숙면도 이루어지지 않는다.

불면의 이유는 다양하지만 만성화된 긴장이 그 바탕에 있는 경우가 많다. 건강한 사람들의 스트레스 호르몬 농도는 아침 기상 시에 가장 높고, 오후와 저녁으로 갈수록 떨어지다가 밤이 되면 최저치에 이르게 된다. 스트레스 호르몬은 에너지 생산을 촉진해서 우리가 일상에서 접하는 각종 상황에 효과적으로 대처할 수 있도록 도와준다. 위험에 처했을 때 도망을 가거나 싸울 수 있도록 몸의 반응을 조절하고 그에 필요한 에너지가 공급될 수 있도록 한다. 정상적이라면 밤이 되어 쉴 때는 필요가 없으므로 그 농도가 떨어진다.

그런데 만성화된 스트레스는 우리 몸에 계속 전투신호를 보낸다. 밤이 되어도 스트레스 호르몬의 농도는 일정수준 유지된다. 당연히 몸의 긴장은 풀리지 않고, 잠들기는 어려워진다. 한참 만에 잠이 들었다고 해도, 스트레스 호르몬의 작용이 지속된다. 스트레스 호르몬에 의한 에너지 생산에는 포도당이 이용되는데, 이 때문에 두세 시간 자고 나면 혈당이 지나치게 떨어질 수 있다. 이것이 신호가 되어 잠에서 깨는 경우가 발생하는 것이다. 또한 만성적인 스트레스는 뇌에 '위기'란 신호를 계속 전달하고, 생존의 위협에 노출되었던 기억을 담고 있는 본능적인 뇌는 수시로 깨서 안전을 확인하라는 신호를 보낸다. 잠을 자도 자는 것이 아닌 상황이 되는 것이다.

이럴 때는 의식적으로 몸의 긴장을 풀어낼 필요가 있다. 장기간 푹 쉬면서 몸을 회복하고 리셋하면 좋겠지만, 그런 여유가 있는 사람들은 그리 많지 않다. 가능한 효율적으로 신경계의 균형을 회복해야 한다.

잠자리에 누워 참장을 하듯 어깨너비로 다리를 벌리고 팔은 겨드랑이에 달걀 하나 끼워준 정도로 띄워 손바닥이 위로 가게 편하게 내려놓는다(심신방송). 그러고는 일정한 리듬으로 가능한 한 천천히 숨을 들이쉬고 내쉰다. 호흡이 답답하다면 처음 몇 번은 코로 들이쉬고 입으로 내쉬면서 긴장을 풀어도 좋다. 길게 호흡하는 것이 좋은 것만은 아니므로 자연스럽게 쉬면 된다. 이때 의식은 아랫배에 두도록 한다. 숨이 깊게 쉬어지지 않더라도, 숨을 들이쉴 때 형성된 압력이 아랫배에 이른다고 생각하고(기침단전), 내쉴 때는 온몸의 긴장이 호흡을 따라 나간다고 생각한다. 이렇게 호흡이 들고 나는 것에만 집중하는 시간을 10분 정도 갖는다. 잠이 온다면 그대로 잠을 자도 좋고, 그사이에 잠이 들지 않으면 자세를 풀고 편안한 상태로 잠을 청한다. 약물처럼 즉각적인 효과는 없겠지만, 의식적으로 긴장을 지우는 훈련을 지속한다면 숙면에 도움이 될 것이다.

에필로그

2000년대 초, 중국 운남성을 여행한 적이 있다. 숙소 근처에 작은 공원이 있었는데, 저녁이 되자 음악 소리가 들리고 시끌시끌했다. '야시장이 열렸나?'하고 나가봤더니, 옷을 맞춰 입은 사람들이 부채를 들고 단체로 춤을 추고 있었다. 나 같으면 살짝 쑥스러울 듯도 한데, 춤추는 사람들의 표정은 밝았고 웃고 박수 치는 구경꾼들의 모습도 자연스러웠다.

다음날 아침, 여행지에서는 이상하게 일찍 깨는 습관이 있어서 주변 산책을 나섰다. 전날 저녁과는 다른, 적막한 공원은 또 다른 사람들이 채우고 있었다. 몇몇은 동작을 맞춰서 태극권을 하고 있었고, 한쪽에는 칼과 창과 봉을 든 사람들도 보였다. 러닝셔츠 차림으로 음악을 틀어놓고 아령을 들어올리는 아저씨도 있었다. 공원의 곳곳에서 서로의 영역을 침범하지 않으면서 자신의 운동에 열중하는 모습은 꽤 인상적이었다.

많은 아이들이 그렇듯 나도 어렸을 적 히어로물을 즐겨 봤다. 악당이 있고 악당을 무찌르는 영웅이 있고, 그 옆에는 도움을 주는 박사가 등장한다. 많은 부모들은 자신의 아이가 흰 가운을 입은 박사가 되길 바라지만, 아이들은 언제나 세상을 구하는 영웅이 되길 원한다.

열 살 무렵의 어느 여름날, 책보를 목에 두르고 옥상에 밧줄을 매고 내려오려는 찰나. 밭일을 마치고 돌아오신 어머니께 딱! 걸리고 말았다. 그날, 어머니가 귀갓길에 동네 아주머니를 만나고, 내가 성공적으로 옥상에서 마당으로 내려왔다면, 지금과는 삶의 궤도가 조금 달라졌을지도 모르겠다. 만화 속 박사처럼 가운을 입고는 있지만, 슬프게도 영웅은 곁에 없다.

그래도 책보를 두르고 놀던 꿈은 완전히 사라지진 않은 것 같다. 무협지나 무협영화를 즐겨 보고, 요즘도 딸아이와 함께 만화영화를 넋 놓고 보곤 한다. 변화가 있다면 이제는 주인공보다 그 곁에 있는 사람들에게 관심이 더 간다는 것. 특별한 능력을 가진 사람보다, 최선을 다해 평범한 일상을 지켜가는 보통 사람들에게 마음이 쓰인다. 동병상련일까? 철이 든 걸까?

몇 해 전 한 작가의 출간기념회에서 인생도처유상수人生到處有上手란 문장을 만났다. 작가는 현장 답사를 갔다가 만난 한 촌부에게서도 크게 배웠다고 이야기했다.

'아하! 진짜 고수는 드러나지 않은 곳에 있는 법이구나!'

그 순간, 잊고 있었던 새벽 공원의 사람들이 떠올랐다. '나는 어쩌면 진짜 고수를 만나고도 몰랐을 수 있겠다. 특별한 무엇을 쫓다가 정작 더 중요한 일상을 놓치고 있었구나!'

2021년. 세상에서 가장 작은 존재 중의 하나. 생물과 무생물의 중간에 있는 바이러스로 인해 모든 사람들의 일상이 무너지고 있다. 곧 끝날 것 같던 사태가 장기화되면서, 많은 사람들의 몸과 마음에 피로와 불안이 쌓이고 있다.

치료를 하면서 세상과 사람에 지치고 상처받아 위축된 사람들을 자주 만난다. 전염병의 시대란 위기감은 이 사람들을 더욱 힘들게 만들고 있다. 당장의 아픔을 치유하는 것 말고, 이 사람들의 몸과 마음에 힘을 불어넣어주고 싶었다. 솔직히 스스로도 다시 삶의 불꽃을 일으킬 무언가가 필요했다.

어느 날 아침, 아무도 없는 어두운 진료실에서 참장을 서다가 '그래 이거야!'라는 생각이 들었다. 사람들에게 참장을 서는 법을 알려주면 좋겠다! 그러면 영웅들처럼 날아다니거나 손에서 광선을 쏘지는 못해도, 몸과 마음이 바로 서는 데 도움을 줄 수는 있을 것 같았다. 이 책은 그렇게 갑작스럽게 시작되었다. 원고를 쓰면서 좀 더 자세히 참장을 들여다보는 과정이 어려운 시기를 견딜 수 힘이 되었고, 참장의 효과를 내는 약이 있으면 좋겠다는 생각이 의학에서도 한 걸음 더 나아가는 계기가 되었다.

바로 잘 서는 것.

이것은 직립을 선택한 인간이 건강하다는 가장 일차적인 신호이자, 한 사람이 세상의 파도에 휩쓸리지 않고 자신의 힘으로 온전히 잘 살아가고 있다는 증거다.

이 책을 읽는 사람들이 참장이라는 도구를 통해 몸과 마음을 곧고 튼튼하게 세울 수 있는 힘을 얻었으면 좋겠다.

감사의 말씀

　병의 치료에서 가장 중요한 것은 특별한 처방이 아닌 일상의 삶이라는 것을 일깨워주신 장상철 선생님, 둔함을 탓하지 않고 늘 웃으며 태극권을 지도해주신 이찬 선생님, 직립과 건강, 진화와 한의학이란 영감을 불어넣어주신 이상희 선생님, 태극권을 함께 하는 동료이자 따뜻한 비평가 역할을 해준 한의사 황승연·유승훈 원장, 갑작스러운 자료 요청에 선뜻 응해주신 부산한의학전문대학원 황의형 교수님께 고마운 마음을 전합니다.
　다듬어지지 않은 글을 마음을 다해 읽어주신 최성각 선생님께 각별한 감사를 전합니다. 선생님의 조언과 격려가 없었다면, 참장은 단지 생각으로 그치고 말았을 것입니다.
　낯설고 검증되지 않은 주제에 손을 내밀어준 출판사 클의 유쾌한

도전정신에 감사합니다.

이 만남들 덕분에 책이 세상에 나올 수 있었습니다.

끝으로 삶의 뿌리인 부모님과 혼자가 아닌 함께의 기쁨을 가르쳐 준 사랑하는 아내 김서령과 딸 다연이에게 고마움을 전합니다.

추천사

◎

'참장'은 직립 이후에도 우리에게 할 일이 있다는 것을 촉구하고 있습니다. 직립의 성공적인 완수로 인간이 세상을 지배하게 되었으나 자연에게는 환경파괴라는 폐해를, 자신에게는 몸 기능의 일부 약화라는 고통도 얻게 되었다는 것을 참장은 일깨워줍니다.

직립이 곧 반자연은 아니지만, 참장이라는 의식적 노력으로 자연에서 멀리 떨어져나간 인간의 자리를 다시 자연 속으로 귀환시킬 수 있을지도 모릅니다.

참장을 통해 제대로 서는 법을 익힌다면 잃어버린 귀한 것을 되찾고, 자기발견이라는 새로운 선물을 받을 수 있을 것이라고 믿습니다.

작가/풀꽃평화연구소장 최성각

◎

　　인류의 진화 역사에서 중요한 사건은 두 발로 서서 걷기, 그리고 오래 살기다. 하나는 수백만 년 전에, 또 하나는 수만 년 전에 등장했지만 지금 우리의 삶, 우리의 몸에 큰 영향을 미친다. 두 발 걷기는 두 발의 문제로 끝나지 않기 때문이다. 우리는 두 발 걷기를 쉽게 생각하지만 제대로 서 있기는 쉽지 않다. 참장은 직립이 가져온 문제들을 직립으로 해결한다는 기발한 발상이다. 이 책은 진화론이 확립되기 수천 년 전부터 계속되어온 운동이기도 한 참장이 인류 진화와 어떻게 연결되어 있는지 보여준다.

캘리포니아 리버사이드 대학교
인류학과 교수 이상희

참장—몸, 생각, 호흡의 어울림이 태극권의 정수다

　　태극권은 음양오행과 노장철학에 기반하고 깊은 호흡과 부드러운 움직임을 통해 심신을 수련하는 운동이다. 몸과 생각과 호흡이 어우러지는 운동인 것이다. 인류의 진화 과정을 통해 형성된 우리의 몸에 가장 적합한 원초적인 운동이 바로 태극권이요, 현대인의 생활이 가져다준 심신의 문제점들을 해결하는 가장 적당한 운동이 태극권이다. 원활한 기의 흐름과 허리 중심의 움직임을 통해 직립보행이 가져다준 내장의 비활성화를 해결하고, 스트레스와 좌식생활에 주눅든 몸에 활력을 제공하는 것이 태극권이기 때문이다.

　　양식정자태극권을 창시한 오절노인五絶老人 정만청 선생은 "하늘의 기를 삼키고 땅의 힘을 접하며 사람의 부드러움으로 장수한다呑天之氣, 接地之力, 壽人以柔"는 명언을 남기셨다. 김형찬 원장의 이 책이 이야기하는 정신과 일맥상통하고, 이 책 속 참장공의 모든 것이 태극권의 정수와 연결된 가치를 드러내고 있다.

김 원장은 오랫동안 태극권 수련을 해온 사람이다. 한의학을 전공했으니 인체와 자연의 원리에도 해박하고, 명상과 호흡에도 관심이 많았던 젊은 시절을 보냈다. 우리 태극권도관에서도 깊이 있는 수련을 해오고 있다. 그의 수련 모습을 보면, 운동과 몸에 대한 진지한 태도와 깊은 생각, 성실한 자세를 금방 알 수 있다. 그런 자세가 의술과 무술을 익히고 행함에도 그대로 배어 있으리라. 그러니, '참장'이라는 우두커니 서 있는 단순한 동작을 천착해 한 권의 멋진 책을 엮어냈을 것이다.

'참장'은 저자의 말대로 말뚝처럼 우두커니 서 있는 단순한 동작이지만, 생각과 호흡, 기운의 흐름에서 매우 적극적인 운동일 수 있다. 저자는 이 단순한 동작을 통해 인간과 역사, 몸과 건강에 대해 깊이 있는 통찰을 해내고 있다. 이 책을 진지하게 읽으면 몸이 아픈 사람은 물론, 건강한 사람도 호흡 한 모금, 생각 한 자락의 힘을 깨닫게 될 것이다.

그리고, '참장'을 통해 몸과 호흡, 생각을 합일시키는 경험을 했다면, 이제 태극권의 광활한 세상으로 들어와 천년무술에 담겨 있는 깊고 넓은 움직임들을 익혀보라고 권하고 싶다. 이 책은 심신을 함께 수련할 수 있는 현대인을 위한 최고의 수양법인 태극권으로 독자 여러분을 안내하는 멋진 초대장이다.

대한태극권협회 명예회장 이찬

◎

김형찬 원장님의 책에 추천사를 쓸 수 있게 되어 매우 기쁘게 생각합니다. 저는 지난 2012년의 졸저 『의료기공입문』이라는 책과 2013년 『의료기공학』이라는 책을 출판한 경험이 있습니다. 『의료기공입문』은 기공과 태극권에 대한 저자들의 경험과 전문분야인 한의학을 접목하여 '의료기공'이란 분야에 익숙하지 않은 독자를 위한 초심서였습니다. 『의료기공입문』의 경우에는 의료기공이란 분야에 새로 보강된 과학적인 기초이론과 의학적인 증거로 검증된 치료 효과를 토대로 대표적인 의료기공 기법을 제시하였고, 그 가운데 태극권에 대한 설명을 많이 하였으며, 현재 부산대학교 한의학전문대학원에서 학생 교육자료로 활용 중입니다. 이러한 책을 저술하고, 삼체식三體式이라는 참장공을 단련하고 있는 저로서는 일반인 대상으로 이처럼 참장공을 널리 알리는 책이 출간됨을 바라봄이 너무나도 기쁩니다.

현재 과학기술의 발달로 의식주가 넉넉해졌고, 현대 의학의 발전으로 목숨을 위협하는 질병이 많이 사라지고 평균수명도 늘어났습니다. 늘어난 평균수명에 따라서 더욱 긴 노년기를 보내게 된 만큼 많은 분들이 신체노화로 인한 관절질환으로 고생하거나, 개인의 편안함을 추구하는 생활습관이 누적되어 발생하는 만성질환으로 고생하게 되었습니다. 인터넷상의 자료와 유튜브에서는 건강에 좋다는 음식과 운동에 대한 정보가 끊임없이 올라오며, 홈쇼핑과 온라인 쇼핑에는 건강에 좋다는 음식과 운동기구를 넘치도록 판매하지만 현대인은 너무 많이 먹어서 탈이 나는 수가 많고, 넘쳐나는 건강정보 중에는 비전문가로선 섣불리 따라 할 수 없는 방법도 많습니다.

이런 현대인의 건강 문제를 해결할 방법 중 하나가 바로 참장공입니다. 현대의 참장공은 중국에서 의권意拳 또는 대성권大成拳이라고도 하는 무술의 창시자인 왕향제王薌齋 선생님에게서 출발하였다고 알려져 있으며, 매우 많은 형식의 참장공이 존재합니다. 참장공은 어떤 형태이든 평소에 단련하여서 건강한 몸 상태를 유지하고 질병을 스스로 치유하는 힘을 기르는 것을 기본 목표로 합니다. 이른바 질병의 예방과 자가 치유, 면역력 증대가 기공, 참장공의 효과라고 볼 수 있습니다.

제가 대학에서 한의학을 공부하는 학생들을 대상으로 참장공과 태극권을 지도하는 입장에서 보았을 때, 수많은 책들이 수준 높다는 미명美名하에 번역되고 출간된 것들을 보게 됩니다. 그러한 책들이 높은 이론과 높은 뜻으로 서술되었으나, 참장공이나 태극권 등의 무술에 뜻이 있는 사람들이 아니라면 현실에서 사용되고 개인 건강에 도움을 줄 수 있는 것이 그리 많지 않은 것이 매우 아쉬웠습니다. 그러한 책들에 비하여 이 책은 참장공, 태극권 등에 대해 아무것도 모르는 분들도, 그 방면에 평소 관심이 없던 분들이라도 간단하지만 꾸준히 신체를 단련해서 개인 건강을 유지하려는 분들에게 쉽게 접근할 수 있다는 점이 돋보입니다.

    이 책의 발간으로 인하여 허약한 사람이 건강해지고 관절질환으로 고생하시는 분들이 더욱 잘 걷고 뛸 수 있으며, 많은 사람들에게 있어서 질병을 예방하고 건강한 몸을 만드는 매개가 되기를 기원합니다.

부산대학교 한의학전문대학원
한방재활의학과 교수 황의형

◎

　평소 우리 민족은 수련하는 사람들이었다는 주장을 펼치는 입장에서 반가운 책이 나왔습니다.

　이 책에는 저자의 수련에 대한 탐구와 사색, 그리고 실천이 오롯이 담겨 있습니다. 직관적 관찰로 통찰력을 유도하는 글쓰기가 여기서도 엿볼 수 있습니다. 일상 속 섬세한 양생의 실천을 강조하는 건 그만큼 저자가 임상에 그치지 않고 자기 '책상' 정리에 열심이었기 때문에 가능하다고 봅니다.

　책을 보고 수련하는 폐해가 한동안 문제가 되었습니다. 하고자 하는 욕심은 많은데 수련법에 대해 앞뒤 없는 책들이 여기저기서 쏟아져 나오던 시절의 이야기입니다. 수련에 있어서 실천만큼이나 확실한 해결책은 없습니다. 꾸준한 실천은 부딪혀오는 온갖 문제와 고민을 차근 차근 정리해주고 해결해줄 것입니다. 다만 수련을 하다보면 지루함에 지쳐 중단하기 십상인데 저자는 친절하게도 혼자서 참장을 익히는 사람들을 대상으로 할 뿐만 아니라 한때 수련을 해봤다는 사람에게도 자극이 될 이야기를 하고 있습니다. 전통적인 수련법의 강령들은 오랜 실천을 통해 만들어졌지만 초심자가 이해하고 습득하기에는 실천의 강이 너무 넓어 이르지 못하고 흐지부지되기 쉽습니다. 세월도 흐르고 우리가 입는 옷, 먹는 음식도 바뀌고 생각도 바뀌었으니 옛사람들의 말도 전해지기 쉽지 않습니다. 그래서 수련법은 시대상황에 맞게 반복해서 재해석되어야 합니다. 새로운 것을 만드는 것이 아니라, 우리 안에 있는 길을 재확인하고 활성화하는 수련법은 예전에도 있었고 지금도 '참장 클럽'이 여기 있고 앞으로도 이어질 것입니다. 저자의 말을 되새기면서 추천의 글을 마치려 합니다.

"너무 잘하려고 하지 말자."

"내버려두라, 흘러가게 두라."

관건은 오직 그만두지 않는 데 있습니다.

대한의료기공학회 회장 안훈모